I0040902

48   1888

LES CHASTES MARTYRS

TRAGÉDIE

Précédée d'une Introduction

Par L. DE LA SICOTIÈRE

SOCIÉTÉ

DES

BIBLIOPHILES NORMANDS

MINISTÈRE DE L'INSTRUCTION PUBLIQUE

LA TRAGÉDIE

DES

CHASTES MARTYRS

PAR

MADEMOISELLE COSNARD

précédée d'une introduction

Par L. DE LA SICOTIÈRE

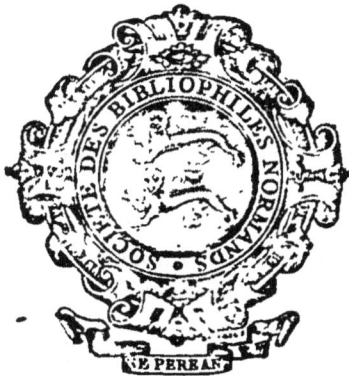

ROUEN

IMPRIMERIE DE ESPÉRANCE CAGNIARD

rues Jeanne-Darc, 88, et des Basnage, 5

—

MDCCCLXXXVIII

8.Z
33435
(48)

MADEMOISELLE COSNARD

La tragédie des *Chastes Martirs*, par Mlle Marthe Cosnard, est la seule œuvre authentique qu'elle ait laissée ; nous allons voir qu'elle ne saurait être l'auteur d'une autre pièce de théâtre, *Les Filles Généreuses*, qu'on lui a parfois attribuée.

Sans être une bonne pièce, les *Chastes Martirs* offrent par endroits plus de facilité de style, de correction et parfois même d'élévation qu'on ne l'aurait attendu d'une provinciale à son début littéraire. Ce début fut encouragé par de glorieuses sympathies. L'ouvrage eut plusieurs éditions, devenues toutes rares aujourd'hui.

Quant à l'auteur, il est fort peu connu, malgré les incidents assez piquants dont sa vie et même son nom ont été l'objet (1).

(1) Pas un biographe n'a mentionné Mlle Cosnard : ni parmi les anciens, Moréri, Lacroix du Maine, Gouget, Niceron, ces chercheurs exacts jusqu'à la minutie ; ni parmi les modernes, Michaud, Hoéfer, Weiss et leurs nombreux concurrents ; ni les écrivains qui ont fait de la

A peine quelques rares bibliophiles, — même parmi les *Bibliophiles Normands,* — savent-ils que Mlle Cosnard eut l'honneur d'être. distinguée et préconisée par le grand Corneille, le malheur de perdre bientôt, par suite de circonstances qui n'ont pas encore été éclaircies, ce

biographie et de la bibliographie normandes, l'étude la plus consciencieuse et la plus approfondie (Louis du Bois, *Nomenclature alphabétique des auteurs et artistes normands,* à la suite de l'*Itinéraire descriptif, historique et monumental de la Normandie,* 1828, in-8°.— Édouard Frère, *Manuel du Bibliographe normand,* 1860, 2 v. in-8°. — Théodore Le Breton, *Biographie normande,* 1857-1861, 3 v. in-8°), ni ceux qui ont circonscrit leurs recherches sur le terrain plus étroit du seul département de l'Orne, comme Joseph-Odolant Desnos (*Biographie,* à la suite de sa *Description du département de l'Orne,* dans la collection *La France,* 1834, in-8°), ni même Maurcy d'Orville, historien spécial de la ville de Seès (*Recherches historiques sur la ville, les évêques et le diocèse de Séez,* 1829, in-8°). Aucun d'eux, dans ces diverses compilations, ne lui a fait l'aumône d'une ligne. Mme Oursel (*Nouvelle biographie normande,* 1886, 2 v. in-8°) a reproduit quelques-unes des indications de notre première notice.

On connaissait le nom de Mlle Cosnard par le frontispice de sa tragédie des *Chastes Martirs,* mais on avait longtemps ignoré qu'elle fût née à Seès, les feuillets qui mentionnent cette particularité manquant dans presque tous les exemplaires. On en avait conclu, sans plus de réflexion, qu'elle avait dû naître à Paris, en avouant toutefois qu'on ne savait rien des circonstances de sa vie (De Léris, *Dict. portatif hist. et litt. des théâtres,* 2e édit., 1753. — *Bibliothèque du théâtre français,* par le duc de La Vallière et autres, Dresde (Paris), 1768. — *Anecdotes dramatiques,* par Clément et La Porte, 1775).

glorieux patronage, la honte, imméritée, d'être confondue
avec l'ignoble maîtresse d'un autre Corneille bien différent
du premier, la malchance finale d'être accusée d'avoir
commis, non plus de vilaines actions, mais de méchants
vers dont elle était également innocente. On peut bien
supposer que, même après les attaques injustes dirigées
contre sa vertu, une pareille accusation n'aurait pas été
sans éveiller ses susceptibilités de femme et d'auteur.
Que d'épines mêlées à la couronne de lauriers de cette
Muse Normande inconnue (1) !

La singularité de ces circonstances, dont nous avions
donné un aperçu à nos confrères de la *Société des Bibliophiles Normands,* dans leur assemblée générale du
16 juin 1887, sans leur rien communiquer de la pièce
des *Chastes Martirs* et sans en garantir en aucune façon
la valeur littéraire, a plus contribué sans doute que cette
valeur même à la résolution qu'ils ont prise de la réim-
primer dans leur Collection. Les vers du grand Corneille,
si peu connus qu'ils peuvent presque passer pour inédits,
qui servent de dédicace à la pièce, auraient pu devenir
l'épigraphe de cette Notice. Quelle marchandise, — qu'on

---

(1) C'est le titre que nous avions donné à une première étude sur
Mⁱˡᵉ Cosnard, communiquée à la *Société historique de l'Orne,* dans
sa séance publique du 8 novembre 1883, et publiée dans le *Bulletin*
de cette Société, même année; tirage à part, in-8º de 35 pages.

2

nous passe cette expression familière, — ne couvrirait pas un pareil pavillon ?

*
* *

Marthe Cosnard était née à Seès, fille de Thomas et de Catherine du Frische. Le 14 avril 1614, elle y était tenue sur les fonts par Robert du Frische et Marthe Barbier (1). Les Cosnard étaient établis à Seès antérieurement à 1434. On les y voit, à partir de cette époque, exerçant diverses professions libérales, avocats, orfèvres, apothicaires, médecins. Ils sont alliés aux bonnes familles bourgeoises du pays, aux Loysel; notamment, aux Du Frische, si distingués comme gens de robe et d'église, aux Riqueur (2), dont l'un avait été poète, lui aussi, et grand ami de l'évêque Bertaut, aux Quéru (3).

(1) « Le xiiiᵉ jour d'avril 1614, Marte Conard, fille de Thomas Conard et de Catherine Du Frische a esté baptisée et tenue sur fonts par Robert du Frische et Marthe Barbier et nommée par ladite Barbière, MARTE. »
(*Extrait des registres de Baptême de la paroisse de Saint-Gervais de Seès, communiqué par M. l'abbé Rombault.*)

(2) Nous avons publié une notice sur Julien Riqueur dans le *Journal des Savants de Normandie*, 1846, et tirage à part in-8°. — Sainte-Beuve l'a mentionnée dans son *Tableau de la littérature française au XVIᵉ siècle*, édit. Charpentier.

(3) Nous avons consulté pour la généalogie et les alliances de la

A cette famille appartenait certainement le bénédictin
Jean Cosnard, auteur, en 1614 (l'année même où naissait
Marthe), d'un essai sur les *Antiquités de Seès* (ou plutôt
de l'abbaye de Saint-Martin), dont le manuscrit est malheureusement égaré. Il devait être son oncle ou son cousin.
Le parrain et la marraine de Marthe étaient parents ou
alliés des Cosnard, et comme eux sur un bon pied dans le
monde sagien.

Ce petit monde présentait alors un degré de culture et
d'activité littéraires fort remarquable et même exceptionnel
par contraste avec le caractère d'ordinaire plus somnolent
de la région.

Trois évêques de Seès, Pierre Duval (1545-1564),
Claude de Morenne (1601-1606), Jean Bertaut (1606-
1611), savants et poètes tous les trois, avaient donné

---

famille Cosnard le manuscrit de Pilâtre : *Mémoires généalogiques
des principales familles de Sais.* C'est un travail de dépouillement,
par ordre alphabétique, des registres de baptèmes et de mariages de
la ville de Seès, exécuté vers 1658 avec beaucoup de soin, et dans
lequel l'écrivain a intercalé quelques documents empruntés aux études
des notaires et aux archives des particuliers. Des additions successives
y ont été faites par d'autres mains, à diverses époques (gros in-fol.
sur papier, Bibliothèque de M. L. de La Sicotière). Le travail de
Pilâtre est d'autant plus intéressant aujourd'hui, que les registres de
la paroisse de Saint-Gervais, à laquelle appartenaient les Cosnard, ont
en grande partie disparu.

l'impulsion à ce mouvement qui s'était propagé autour d'eux et leur survécut.

Le théâtre était un des genres littéraires les plus en honneur en Basse-Normandie et particulièrement dans le diocèse de Seès. C'est de cette ville ou des environs que s'était échappé pour courir le monde, quarante ans avant la naissance de Mlle Cosnard, le fameux Gaultier *Garguille,* Hugues Quéru de son véritable nom. Il y avait même eu des alliances entre leurs deux familles (1).

La jeune Marthe grandit dans un milieu où ses aptitudes littéraires purent être cultivées. Ses liaisons avec Corneille et Saint-Nicolas prouvent aussi qu'elle reçut du dehors de vifs encouragements.

Où les connut-elle ? Nous ne saurions le dire avec certitude. Saint-Nicolas était maître des Eaux et Forêts à Vire, et dans ses moments perdus s'occupait de poésie (2). Quelques relations de société avaient pu le rapprocher de la jeune Muse. Quant à Corneille, il devait, à partir de 1673, époque où Marie, sa fille aînée, alors veuve de Messire du Buat, épousa Jacques de Farcy, sieur de l'Isle, conseiller du Roi, trésorier de France en la généralité d'Alençon (3),

(1) Par une singulière coïncidence, la mère de *Garguille,* comme celle de Mlle Cosnard, s'appelait Catherine du Frische.

(2) Son nom ne se trouve pas dans l'*Essai sur la Bibliographie Viroise,* par MM. Morin-Lavallée et A. Gasté, 1879, in-8°.

(3) Leur contrat de mariage, en date du 17 août 1673, revêtu des

entretenir des rapports plus ou moins suivis avec le pays
d'Alençon, dont Seès est si voisin, y faire même selon
toute apparence quelques voyages ; mais on n'a découvert
jusqu'ici aucune trace des relations de famille, d'amitié ou
d'affaires qui l'y auraient appelé avant 1650. Comme
Mlle Cosnard fut, ainsi que nous le verrons, liée avec des
habitants de Rouen autres que Corneille, on peut conjec-
turer, sans trop de témérité, que c'est dans cette ville
qu'elle l'avait rencontré.

*
**

Toujours est-il que, lorsqu'arrivée à l'âge respectable de
trente-six ans, elle s'avisa de publier les *Chastes Martirs*,
Saint-Nicolas et Corneille se firent auprès du public les
présentateurs et l'on peut dire les parrains de l'ouvrage.

Rien n'autorise à supposer qu'elle eût communiqué
son manuscrit à Corneille ; elle n'aurait pas manqué de se

signatures autographes de Pierre Corneille et de Marie de Lampérière,
sa femme, de Thomas Corneille et de Marthe de Lampérière, sa
femme, fait partie de notre cabinet. On sait que les deux frères avaient
épousé les deux sœurs, et l'union étroite qui ne cessa d'exister entre
les deux ménages se manifeste d'une manière touchante dans cette
belle pièce. Elle a été publiée par M. Bouquet, *Points obscurs et nou-
veaux de la vie de Pierre Corneille*, 1888, in-8°, p. 195 et s., et,
en fac-simile, dans le beau volume édité chez M. Cagniard : *Deuxième
centenaire de Corneille (Séance de l'Archevéché de Rouen; Notice
sur l'Exposition cornélienne, à la bibliothèque du Chapitre).*

féliciter et de le remercier de ses conseils, mais il est incontestable que la pièce procède de *Polyeucte*.

Notre illustre compatriote, alors dans tout l'éclat de sa gloire, avait donné cette tragédie en 1640.

Le succès avait été très grand à la représentation, et d'autant plus remarquable que la pièce, lue à l'hôtel de Rambouillet, n'y avait réussi qu'à moitié, beaucoup de préventions s'élevant contre l'emploi du « christianisme » sur la scène.

Les faiseurs de tragédies ne manquèrent pas de suivre l'exemple de Corneille, et, pendant plusieurs années, le théâtre et la librairie furent inondés d'un véritable déluge de pièces chrétiennes, pâles ou ridicules imitations de *Polyeucte* (1).

(1) Qu'on en juge par cet inventaire d'un seul volume in-12 de la Bibliothèque nationale (Y 5546. F).

L'Illustre Comédien ov le Matyre (sic) de Saint-Genest, par Desfontaines, sur l'imprimé, 1646.

Les Jvmeavx martyres, par Mᵐᵉ de S. Balmon, sur l'imprimé, 1651.

Le Martyre de saint Evstache, sur l'imprimé, 1644.

Le Martyre de sainte Catherine. Caen, Eléazar Mangeant, 1649.

L'Illvstre Olympie ov le saint Alexis, par le sieur Desfontaines, sur l'imprimé, 1648.

Thomas Morvs ov le triomphe de la Foy et de la Constance, tragédie en prose, par M. de la Serre, sur l'imprimé, s. d.

Les Chastes Martirs, par Mˡˡᵉ Cosnard, sur l'imprimé. Paris, Augustin Courbé, 1651.

. Une seule, peut-être, mérite d'être distinguée dans la
foule, le *Saint-Genest, comédien païen représentant le
martyre d'Adrien*, 1646, par Rotrou; c'est une œuvre
hardie et d'un effet puissant. Genest, dans cette pièce, joue,
en effet, le rôle d'Adrien, et, soudainement illuminé d'en
haut, il s'identifie avec son rôle, devient chrétien, confesse
sa foi et meurt pour son propre compte.

Mlle Cosnard, comme elle prend soin de l'apprendre ou
de le rappeler au lecteur, prit le sujet de sa pièce dans « ce
beau livre intitulé *Agathonphile*, » par l'évêque de Bellei,
Jean-Pierre Camus (1). « L'on reconnoist assez », ajou-

(1) Camus, né à Paris en 1582, évêque de Bellei, ami de saint
François de Sales, abbé d'Aunai en Normandie, vicaire général de
Rouen, mort le 26 avril 1652, au moment où il allait prendre posses-
sion de l'évêché d'Arras auquel il venait d'être nommé. Ses livres
sont innombrables. Son style est négligé, mais vif, abondant, imagé,
harmonieux, surchargé de métaphores et de comparaisons, un peu à
la manière de saint François de Sales et de l'*Astrée*.

Camus eut trop de lecteurs de son temps, et n'en a pas assez
aujourd'hui. On a cependant réimprimé pour la Bibliothèque des
Chemins de fer *Palombe ou la Femme honorable*. Paris, Hachette,
1853, in-12.

Voici le titre, au grand complet, de son roman :

AGATHONPHILE OV LES MARTYRES SICILIENS, AGATHON, PHYLARGY-
RIPPE, TRYPHINE et leurs associés.

Histoire déuote où se déscouure l'Art de BIEN AYMER, *pour anti-
dote aux deshonnestes affections, et où par des succez admirables*

tait-elle, « l'excellence de son autheur, et ce n'est pas peu
de gloire d'auoir en quelque façon suiuy les traces d'un

*la saincte Amour du Martyre triomphe du Martyre de la mauvaise
Amour.*

Par Monseigneur l'Evêque de Belley.

A PARIS, chez CLAVDE CHAPPELET, rüe Sainct-Jacques, à la Li-
corne, MDCXXI.

Avec privilége du Roy.

Gros vol. in-8° de 8 ff. n. chiff., 938 p. et 24 ff. n. chiff. pour la
Table et l'Errata.

Il y eut deux autres éditions ou plutôt deux changements de frontispice, car la composition typographique est identiquement la même
que dans la première : la seconde, chez Claude Chappelet, MDCXXIII ;
la troisième, chez Jean Branchu, rue Sainct-Jacques, à la Bible d'or,
MDCXXXVIII. C'est fort à tort qu'elles portent cette mention :
« Reueüe, corrigée et augmentée de nouueau. »

Le tissu des aventures qui remplissent les douze livres, naufrages,
enlèvements par des pirates, reconnaissances, pastorales, est emprunté à tous les romans du temps, qui l'avaient eux-mêmes emprunté
à *Théagène et Chariclée* et aux autres romans grecs.

Les noms des Martyrs sont tirés du Martyrologe romain et de
Baronius ; leur supplice, d'un livre latin intitulé : l'*Armeure des
Fidèles*, si rare que toutes nos recherches n'ont pu nous en faire
découvrir un seul exemplaire.

Le style est mêlé de prose et de vers ; mais les vers ne sont pas
tous de l'évêque Camus ; il a emprunté aux poètes contemporains
beaucoup de morceaux, quelques-uns charmants, malheureusement
sans signer chaque pièce du nom de son auteur.

homme dont les OEuures et les Ouurages sont irrépré-
hensibles. »

Agathonphile jouissait en effet d'une grande réputation ;
il en fut fait plusieurs éditions ou du moins plusieurs
tirages. En 1655, une autre femme ou fille poète, Françoise Pascal, de Lyon, donna un second *Agathonphile
Martyr* qui n'a de commun avec celui de Mlle Cosnard,
dont elle paraît avoir ignoré l'existence, que le fond du
sujet (1). Enfin, au siècle dernier, le libraire J.-B. Cusson
inaugura la série d'une bibliothèque édifiante : *Les pieux
Délassements de l'Esprit,* par la publication d'*Agathon et
Tryphine, Histoire sicilienne* (2). C'est un abrégé d'*Agathonphile* qui conserve beaucoup trop de peintures galantes
et de détails romanesques pour un livre de piété, et qui a
perdu les grâces mignardes .de l'original. L'imprimeur
Cusson en est l'auteur. Il formule ainsi sa théorie :

(1) AGATHONPHILE MARTYR, tragi-comédie, par D. Françoise Pascal,
fille Lyonnoise, première édition. Fleuron sur le titre, armes de la
ville de Lyon. ORACVLVM : tali dicata signo mens fluctuare nescit.
Lyon, chez CLÉMENT PETIT, en rûe Mercière, à l'enseigne du Saint-
Esprit, MDCLV, 4 f. n. chiff. et 78 p. in-12.

Dédicace en vers à Messieurs les Prévôts des Marchands et Eche-
vins de la ville de Lyon, ces

> Augustes Magistrats, merveilles des mortels,
> Dont les rares vertus méritent des autels.

(2) Nancy, 1711, in-12 de 12 et 355 p., fig. et vign.

3

« Opposer l'amour honnête à l'amour déréglé, en parler
avec le respect dû aux bonnes mœurs, servira toujours à
donner de l'horreur pour le mal, et à donner de tendres
sentiments pour le bien. Pour, mortifier ses sens, est-il
nécessaire de les détruire ? Pour modérer ses regards,
faut-il se crever les yeux ? Pour ne point parler mal, faut-
il s'arracher la langue ? Tout doit servir à notre salut. »

La tragédie suit assez exactement le roman.

La scène se passe en Sicile. Agathon et Tryphine,
amants et fiancés, tous, deux de familles patriciennes
romaines, tous deux chrétiens, fuyant le courroux de leurs
parents, ont été jetés par un naufrage sur les côtes de
Sicile. Philargirippe, prêtre chrétien, est avec eux. Pompone, gouverneur, s'éprend de la beauté de Tryphine ;
Elize, sa femme, de celle d'Agathon. Résistance des
chrétiens. Ressentiment et colère des païens. Intervention
de Porphire, préfet de la mer, qui réclame les naufragés
comme son butin ; de Pamphilie et d'Euple, mère et frère
de Tryphine, qui voudraient l'empêcher de mourir avec
Agathon. Finalement, ils meurent tous deux, tous trois
même en comptant Philargirippe ; Pamphilie se convertit,
Euple se convertit, Elize se convertit, Porphire se convertit, Pompone lui-même se convertit : —

Allons, suivons les pas de ces chastes martyrs,

s'écrie-t-il, et il est heureux que ce vers soit le dernier de la pièce, car, de conversion en conversion, la Sicile y passerait tout entière.

De l'exécution, nous avons peu de chose à dire : ceux qui auront le courage de lire la pièce jusqu'au bout, sans s'effaroucher des incorrections, des naïvetés..... trop naïves, des fautes de goût qu'ils rencontreront en chemin, feront, nous l'espérons, halte à certains endroits d'une meilleure facture.

Il y a de la noblesse dans ce discours de Philargirippe à Agathon et à Tryphine :

> Dieu vous veut esprouuer; soyez donc courageux,
> Si le combat est rude, il est auantageux;
> La gloire ne s'acquiert que parmy les obstacles,
> Le Dieu que vous seruez est le Dieu des miracles;
> Vous estes ses enfans, il vous veut protéger,
> Et quand il sera temps, il vous sçaura vanger;
> Il voit du haut des Cieux les actions des hommes ;
> Il est dedans nos cœurs; il sçait ce que nous sommes :
> C'est dans l'affliction qu'il reconnoist les siens,
> Il les charge de maux pour les combler de biens;
> Prenez tout de sa main; armez-vous de constance,
> Et vous ne craindrez point la rage et l'insolence.
>
> A. II, Sc. 5.

et dans ce langage de Tryphine chargée des fers :

> Ie ne suis point, madame, un obiet de pitié :
> Dans l'estat où ie suis ie n'ay plus rien à craindre,
> C'est pour vous que ie crains; et c'est vous qu'on doit plaindre.
>
> A. IV, Sc. 5.

Pour une éternité donne quelques momens,

.A. IV, Sc. 6.

Elize, poursuivant le succès de son amour adultère, dit à sa suivante :

... Ie vais offrir un Sacrifice aux Dieux.

Et celle-ci répond en *aparte* :

Infame, tu les crois, ou sans foudre ou sans yeux ;
En dessein de commettre un effroyable crime,
Oseras-tu verser le sang d'une Victime ?

A. I, Sc. 5 et 6.

De son côté Tryphine, pressée par Pompone, lui dit :

Dieu deteste le crime, et le sçait bien punir.

A quoi Pomponne réplique galamment :

L'amour ne produit point d'actions criminelles,
Les Dieux ont soupiré pour des Beautez mortelles ;
Pour leur faire la Cour, ils ont quitté les Cieux,
Bien qu'elles n'eussent pas le pouuoir de vos yeux.

A. II, Sc. 3.

Contraste cherché, comme on le voit, entre la doctrine païenne et la doctrine chrétienne, entre la morale des deux religions, qui avait inspiré à Corneille d'admirables

vers (1) et qui devait un jour arracher à Voltaire lui-même
ce beau mouvement :

Des Dieux que nous servons connais la différence (2) !

Le dialogue de l'acte IV, Sc. 3, entre Pompone et Phi-
largirippc, et celui de l'acte V, Sc. 5, entre Agathon et
Tryphine, disputant à qui mourra le premier, rappellent,
de bien loin, il est vrai, ceux que Corneille a semés dans
Polyeucte, avec leurs coupures hardies et leurs vives
ripostes, d'où les éclairs jaillissent comme du croisement
de deux épées. Le mot d'Agathon à Tryphine :

Cruelle, voulez-vous que ie meure deux fois ?

est véritablement superbe.

Enfin le bref récit de la mort des Martyrs n'est pas
indigne de Corneille lui-même; c'est une fière traduction
du *Morituri te salutant* :

Leur mort peut faire honte à la plus belle vie;
Leur douceur s'est fait voir, et leur humilité;
Ils ont beny Cesar et vostre cruauté.
Que diray-ie de plus ? Leur Prestre, ce grand Homme,
Sur le point de mourir a fait des vœux pour Rome (3).
                                        A. V, Sc. 7.

(1) *Polyeucte,* A. IV, Sc. 6 et A. V, Sc. 5.
(2) *Alzire,* Sc. dern.
(3) Corneille avait dit :

Ils font des vœux pour nous qui les persécutons.
                              Polyeucte, Acte IV, Sc. 6.

Les *Chastes Martirs* ne furent pas représentés, croyons-nous ; mais ils eurent deux tirages avec des frontispices différents.ou plutôt une édition avec des noms de libraires différents, sous la même date, 1650 (1). Ils furent même. réimprimés ou plutôt contrefaits en 1651 (2). C'était là un véritable succès de lecture et de librairie.

(1) LES CHASTES MARTIRS, *tragedie chrestienne.* Par Mademoiselle Cosnard, *A Paris, chez Avgvstin Covrbé, dans la petite Salle du Palais, à la Palme, M.DC.L., avec privilège du Roy.* Ce privilège ne se trouve dans aucun exemplaire. 12 p. n. chiffr. et 95 p. in-4°.

Autre édition ou plutôt autre tirage en tout semblable au précédent, sauf que sur le frontispice, à la place du nom d'Augustin Courbé, libraire, figurent ceux de *Nicolas et Jean de la Coste, au Mont-Saint-Hilaire, à l'escu de Bretagne, M.DC.L., avec privilège dv Roy.* Le privilège manque également.

(2) Seconde édition sous le même titre, *Sur l'imprimé, à Paris, chez Avgvstin Covrbé, dans la petite Salle du Palais, à la Palme, M.DC.LI.* 6 ff. n. chiffr. et 60 p. in-12.

On avait cru d'abord, sur un examen superficiel, que cette réimpression était d'origine rouennaise ; mais MM. de Beaurepaire et Lormier, juges si compétents et si autorisés, n'y ont point reconnu les signes caractéristiques de cette origine. Ce volume est d'un type et d'une exécution fort communs.

Les variantes que présente cette réimpression, relevées avec une attention scrupuleuse par notre excellent confrère, M. Le Verdier, sont peu nombreuses et surtout peu importantes. Elles ne consistent guère que dans des rectifications ou dans des erreurs nouvelles d'orthographe, dans le numérotage en chiffres des Actes et des Scènes substitué au numérotage en lettres, dans la suppression de l'un des deux

L'Avertissement au Lecteur ne manque pas d'une certaine hauteur ; on en pourra juger.

La dédicace *à la Reine Régente,* qui avait deux pages non chiffrées, manque, comme les pièces d'hommage, dans presque tous les exemplaires. Elle est d'ailleurs dans le ton ordinaire à ces sortes de morceaux : « Moy qui ne deurois mediter autre pensée que celle de ma bassesse, i'ose dédier mon Ouurage à Vostre Maiesté ; ie confesse ma plume trop hardie : et la croyance que i'ay qu'on y peut remarquer de grands defauts auroit empesché son vol, si ie ne m'estois promis que vostre incomparable bonté excusera la foiblesse d'une Fille qui est, Madame, etc.

« MARTHE COSNARD DESES. »

Nous arrivons enfin aux pièces d'hommage adressées à l'auteur.

La première est de Corneille, du grand Corneille :

Altesses, saluez (1)!

Ces vers, assurément, ne sont pas des plus parfaits que

P à la fin du nom de *Philargirippe.* A la p. 2, vers 2, le mot *nous* remplace le mot *leur,* avec le même sens ; à la p. 72, au lieu de : *Je puis vous commander,* on lit : *Je vous puis commander.* Tout cela est ou peut être du fait de l'imprimeur. Il semble que l'auteur, s'il eût lui-même dirigé la réimpression de sa pièce, aurait dû y apporter plus de changements.

(1) V. Hugo, *Hernani,* Acte III, Sc. VI.

Corneille ait écrits, mais on y trouve sa touche large et puissante, et ceux-ci :

> Des muses nous prenons le Génie et la Loy,
> Qui ne sont apres tout que Filles comme toy !

sont magnifiques (1).

La seconde pièce est de « Monsieur de Saint Nicolas, Maistre des Eaux et Forets, à Vire » ; elle est assez lestement tournée pour qu'on doive supposer qu'il n'en était pas à son coup d'essai, quoique son nom ne se rencontre pas ailleurs, à notre connaissance du moins.

Pourquoi ces deux pièces, celle de Corneille particulièrement, qui était pour Mᴸᴸᵉ Cosnard un véritable brevet d'honneur, pourquoi la Dédicace à la Reine ne se trouvent-t-elles que dans un petit nombre d'exemplaires, ou même dans un seul, de l'édition de 1650 (2) ?

(1) Cette pièce a été reproduite dans l'Edition de Corneille donnée par M. Marty-Laveaux dans la collection des *Grands Écrivains de la France*, t. X, p. 129-130, mais avec quelques légères inexactitudes. Ainsi il gratifie Mᴸᴸᵉ Cosnard d'un ᴅᴇ qu'elle ne prenait pas ; sa signature est ᴍᴀʀᴛʜᴇ ᴄᴏsɴᴀʀᴅ ᴅᴇsᴇs, et non pas De Ses ; M. Marty suppose que ce serait dans un des exemplaires portant l'adresse des libraires Nicolas et Jean de la Coste que figureraient les feuillets supprimés dans la plupart des autres, et mon exemplaire, où ils se trouvent, est un de ceux que vendait Augustin Courbé ; ainsi encore l'orthographe originale n'y a pas été scrupuleusement reproduite, comme dans le texte que nous donnons aujourd'hui.

(2) L'exemplaire que je possède provient de la Bibliothèque Soleinne,

Pourquoi n'ont-elles pas été reproduites dans la réimpression de 1651 ?

Pourquoi ce retranchement d'un élément d'honneur pour l'auteur, de succès commercial pour le libraire?

Sacrifice par esprit d'humilité ? — Désaveu par la Reine de la Dédicace, d'ailleurs parfaitement convenable, d'une pièce également irréprochable ? — Rupture avec l'un des deux auteurs des vers d'hommage? — Rien n'explique pour moi cette suppression, non pas d'une des pièces, mais des deux; non pas des pièces seulement, mais aussi de la Dédicace.

C'est un problème que nous nous permettons de recommander aux recherches, aux méditations de nos confrères de la *Société des Bibliophiles ;* il est bien digne d'eux, comme ils sont dignes de lui.

*
* *

Une note sur la garde de notre exemplaire indique qu'il aurait appartenu à Mareste d'Algé et même qu'il lui aurait

n° 1249. Il m'avait été adjugé pour la modeste somme de 6 fr.; un autre exemplaire du même tirage, mais ne renfermant ni la dédicace ni les vers d'hommage, sous le n° 1250, fut vendu 4 fr.; d'autres, portant l'indication de Nicolas et Jean de La Coste, également incomplets, un prix encore inférieur; d'autres enfin ont passé dans les ventes et n'ont atteint que des prix fort bas.

Quant à mon exemplaire de la réimpression ou contrefaçon, j'ai dû le payer 1 fr., je ne sais où ni à quelle époque.

4

été *donné par l'auteur*. Mareste d'Alge, depuis conseiller au Parlement de Normandie, était alors avocat général à la Cour des Aides de Rouen. C'est, avec Bigot, l'un des anciens bibliophiles rouennais les plus connus (1). Cet hommage personnel à un habitant de Rouen permettrait de supposer que Mlle Cosnard serait venue quelquefois dans cette ville et que c'est là qu'elle aurait rencontré Corneille. Il prouve aussi le prix qu'elle attachait à ces témoignages qui devaient laisser si peu de traces.

N'est-il pas intéressant de trouver les vers de l'illustre poète, s'ils ne figurent que dans un seul exemplaire, figurer précisément dans celui qui avait appartenu à l'un de ses concitoyens, à un amateur éclairé de curiosités bibliographiques, à l'un des hommes les mieux faits, sans doute, pour apprécier la valeur que cet annexe donnait au volume offert et pour le conserver avec soin?

*
* *

Nous allons voir maintenant à quoi tiennent les hazards

(1) Son *Ex libris*, à ses armes, porte : d'azur à trois fasces ondées d'argent, au sautoir de gueules, brochant sur le tout, avec la devise : *A Dieu seul je m'areste*. Portrait dans la collection Montcornet.

Il a laissé manuscrite une *Histoire de l'Abbaye de Fécamp, du Prieuré de Saint-Gabriel et autres dépendances de la dite Abbaye*, in-4° (P. Lelong, *Bibliothèque historique*, n° 11911. — Ed. Frère, *Manuel du Bibliographe normand*).

des réputations et les conséquences terribles que peut
entraîner une erreur typographique.

Mlle Cosnard avait mal orthographié ou l'imprimeur
avait mal lu le nom de sa ville natale. Sa *Dédicace à la
Reine-Régente* est signée MARTHE COSNARD DESES *(sic)*;
l'hommage de Corneille reproduit cette faute.

Qu'est-il arrivé? Un homme de beaucoup de savoir,
d'esprit et..... d'imagination, M. Paul Lacroix *(Bibliophile
Jacob)*, ayant découvert dans un volume de la Bibliothèque
Soleinne, celui même que nous possédons, les vers signés
par. CORNEILLE dont il s'agit, le nom de Mlle COSNARD
DESES et enfin l'épithète de *Vierge de Sais* accolée à ce
nom par Saint-Nicolas, se lança à ce sujet dans une bien
singulière conjecture.

« La qualification de *Vierge de Sais* donnée à Mlle Cosnard, écrivit-il, nous fait supposer que Corneille de Blessebois s'est cruellement raillé d'elle dans l'impertinente
comédie de *Mlle de Sçay*, et si cette. allusion était cons-
tatée, les vers imprimés en tête des *Chastes Martirs*, sous
le nom de *M. de Corneille*, seraient de ce poète licencieux,
et non du grand Corneille » (1).

(1) *Bibliothèque dramatique de M. de Soleinne*, par P.-L. Jacob,
bibliophile (Paul Lacroix), t. I, p. 283, nᵒ 1249. Ce catalogue est,
d'ailleurs, un véritable monument, surtout pour la partie française, et
personne n'en' apprécie plus que nous le mérite et l'utilité.

Il tenait à sa conjecture un peu plus que de raison et la maintin

La confusion était un peu forte et très injurieuse pour la mémoire de notre estimable compatriote.

Disons tout d'abord que Blessebois était né en 1647 probablement, — 1646 au plus tôt, 1648 au plus tard, — ainsi que nous l'avons établi dans une étude complète et encore inédite sur cet ignoble et énigmatique personnage. Il eût été bien jeune, en 1650, pour adresser des vers à M^ll^e Cosnard, puisqu'il n'aurait eu que trois ans ! *Corneille* n'était pas son nom, mais son prénom, et ce n'est qu'à la fin de sa vie errante et diffamée qu'il se fit parfois appeler *M. de Corneille!*

Quant à sa maîtresse, Marthe Le Hayer de Say ou de Sçay, elle était d'une famille protestante d'Alençon, fort considérée et qui possédait le petit fief de ce nom dans le faubourg de La Barre. Elle avait dix ans de plus que Blessebois. Quand elle le connut, lors de son premier voyage à Alençon, en 1668, il était bien jeune encore, mais déjà fort mauvais sujet et assez séduisant d'ailleurs. Sa jeunesse à elle avait été fort accidentée, et elle avait dissipé en folies *en partie double* la plus grosse part de la succession de son père. Ces deux êtres étaient faits pour se rapprocher... et pour se quitter; c'est ce qui ne manqua pas d'arriver. Ce ne fut pas toutefois sans que Blessebois n'eût à se dé-

contre les observations que dans le temps nous nous permîmes de lui soumettre.

fendre d'une accusation de rapt compliquée de vol. Il s'en
tira ou à peu près, mais en jurant à son ancienne et vindi-
cative maîtresse une haine implacable, et tout poète qu'il
fût, tout amoureux qu'il eût été, il tint ce serment. Il la
poursuivit en prose et en vers, dans ses ouvrages et dans
ses préfaces, avec un acharnement incroyable. Il la roula
dans l'ordure et l'infamie, sauf à en garder la meilleure
part.

« Vos yeux, » lui écrivait-il (et je demande grâce pour
une pareille citation), « sont plus creux, jettent moins de
lumière que la coque d'une noix ; votre nez est un retrait
où la nature a tant renfermé d'ordures qu'on ne peut en
approcher sans étouffer, et votre bouche recèle plus de
vers qu'un fromage pourri ; vos cheveux sont semblables
à ceux des Furies ; vos bras sont tellement carrés et secs
que la Divinité qui règne aux sombres bords en fera faire
quelque jour des dés au passetemps de sa ténébreuse
famille, et votre taille est devenue si horrible depuis votre
dernière couche, que les bons connoisseurs disent que la
nature vous fit sur le modèle de la Tour grise de Ver-
neuil..... » (1) et le reste !

Voilà avec quelle immonde créature il était réservé à
Mᶫˡᵉ Cosnard d'être confondue ! Elle payait cher l'honneur
d'avoir été appelée un jour la *Vierge de Sais*.

(1) *Le Rut, Dédicace*.

Le nom de Seès dérive du latin *Sagisum* (1), *Saium* (2), *Saia* (3), *Sagium* (4). Il est donc assez rationnel de l'écrire avec l'*ai*, contraction de ces mots. Aussi, c'est le nom de *Sais* que l'on trouve dans les anciennes chartes de la municipalité. Au xvii° siècle, c'était la forme préférée par tous les historiens locaux, contemporains de Marthe Cosnard, Carrouget, Pilastre, Prouvère. Au xviii°, l'abbé Esnault l'employait encore et la justifiait par des considérations ingénieuses (5). L'épithète de *Vierge de Sais*, appliquée à Mlle Cosnard, signifiait donc tout simplement qu'elle était *née native*, comme on dit encore en Normandie, de la bonne ville de Seès, et le savant bibliophile avait

> Pris pour ce coup
> Le nom d'un lieu pour un nom d'homme (6) !

*
* *

Une injure d'une autre nature était, comme nous l'avons dit, réservée à la mémoire de Mlle Cosnard : c'était l'attri-

(1) Capitulaire de 858.
(2-3) Orderic Vital.
(4) *Rotuli Normanniæ.*
(5) *Dissertations préliminaires sur l'Histoire civile et ecclésiastique du Diocèse de Sais.* Paris, Guillaume Desprez et Guillaume Cavelier, MDCCXLVl, in-12, p. 246.
(6) La Fontaine, *le Singe et le Dauphin.*

bution, qui lui a été faite par le *Catalogue de la Biblio-thèque La Vallière* (1), d'une seconde tragédie : *Les Filles Généreuses ou le Triomphe de la Pudicité, représenté au martire de sainte Agnès et de sainte Emérantiane.*

Une copie, non autographe, de cette tragédie a passé de cette Bibliothèque dans la Bibliothèque nationale (2) où nous avons pu l'examiner.

C'est un misérable mélange de bouffonneries, de plati-tudes, d'incorrections de style et de versification, absolu-ment indigne de la plume qui avait écrit les *Chastes Martirs.*

L'auteur inconnu a suivi le récit de Jacques de Voragine dans sa *Légende dorée* : Amour d'Emilian, fils du préfet de Rome, pour Agnès ; résistance d'Agnès ; mort fou-droyante d'Emilian qui s'est montré trop entreprenant ; résurrection du coupable par les prières d'Agnès ; martyre de la jeune fille et d'Emérantiane, sa sœur de lait.

Il a ajouté un grand prêtre, Buzardan ; un médecin, Hydaspe; un courtier d'amour, Arpind, à qui Emilian donne de l'or et Agnès des soufflets : tristes baladins.

Hydaspe, pour découvrir le secret amoureux d'Emilian,

(1) No 161. Attribution reproduite par M. Picot, *Bibliographie Cornélienne,* p. 207.

(2) No 25503 des manuscrits.

fait passer sous ses yeux les portraits des six plus belles
filles de Rome :

> J'apprendrai son secret en lui tâtant le pouls.

Arpind a reçu d'Agnès un soufflet bien mérité :

> Hélas ! hélas ! la joue !
> Ai-je encor quelques dents ? Ha ! comme Agnès joue !
> Qui eût jamais pensé qu'une si belle main
> Eût fait par un revers un coup si inhumain ?

Eloge de saint Eustache :

> Ce saint prélat, natif de Rome
> Et qui fut en son temps un brave et très digne homme.

Enfin, dialogue qui a, lui aussi, sans doute, la prétention
de rappeler ceux de *Polyeucte* :

> EMILIAN à AGNÈS
>
> Le ménage vous doint de la timidité.
>
> AGNÈS
>
> On fait mieux son salut en la virginité.
>
> EMILIAN
>
> Chacun en cet état ne désire pas vivre.
>
> AGNÈS
>
> N'en empêchez donc point ceux qui le veulent suivre.
>
> EMILIAN
>
> Avez-vous âge assez pour faire un si long vœu ?

AGNÈS

Je ne l'entreprends point qu'avec l'aide de Dieu.

EMILIAN

N'en appréhendez-vous point de la repentance ?

AGNÈS

Mon cœur de jour en jour en augmente l'instance.

EMILIAN

Le monde a des appâts grandement tentatifs.

AGNÈS

Mon Dieu a des objets bien plus récréatifs.

En faut-il davantage pour prouver que Mlle Cosnard ne saurait être coupable d'une pareille rapsodie ?

Son nom, d'ailleurs, ne figure pas sur la copie ancienne et fort incorrecte des *Filles Généreuses* que possède la Bibliothèque nationale, et ceux qui lui ont attribué cette pièce n'ont pu le faire que par supposition, sans s'être donné la peine d'en comparer le style et le genre avec la manière de Mlle Cosnard.

**
*

Que devint-elle à partir de 1650, de cette date fameuse où elle avait touché à la célébrité et presque à la gloire ?

5

Nous croyons qu'elle resta à Sèes et qu'elle y mourut,
ayant renoncé aux pompes du théâtre, aux vanités de la
littérature, et plus occupée d'œuvres de piété, de charité,
de famille, que des rêves qui avaient bercé sa jeunesse.

Nous la voyons en 1659, le 28 mai, marraine, à Seès, du
jeune Thomas, son neveu, fils de Thomas Cosnard, apo-
thicaire, et de Françoise Daniel (1). Elle portait encore
son nom de fille, malgré ses quarante-cinq ans sonnés. Il
est plus que probable qu'elle le garda jusqu'à la fin.

Ce nom se retrouvera par hasard au pied de vieux actes
de l'état civil ou dans des contrats notariaux, peut-être
même dans quelques-unes des publications littéraires con-
temporaines. Déjà un de nos amis, aussi lettré qu'érudit,
M. H. Chardon, nous l'a signalé, cité avec honneur dans
le Cercle des femmes sçavantes, que publia, en 1673, Jean
de La Forge (2), mais sans aucun trait particulier de phy-
sionomie poétique ou privée. Mlle Cosnard y est confondue,
sous le nom supposé de Candace, dans la foule des beaux
esprits féminins que La Forge, dans ses vers fort plats
et dans ses notes malheureusement trop succinctes, signale
à l'admiration et à la reconnaissance de ses compatriotes
et oppose à ce que l'antiquité produisit de plus parfait :

(1) Thomas Cosnard, baptisé le 26 février 1625, frère puîné d e
Marthe.
(2) Paris, Loyson, in-12.

La docte Géminie (1), Axiane (2) et Candace
Aspireront comme elle (3) aux faveurs du Parnasse,
. Et trouueront sans doute en ce temps peu d'Esprits
Qui produisent au jour de plus rares écrits (4).

* *

En rééditant les *Chastes Martirs,* en les faisant précéder
de cette notice, en mettant à contribution pour cette
tâche ingrate l'aimable et inépuisable obligeance de notre
confrère, M. Le Verdier, nous n'avons pas cru enrichir la
couronne poétique normande d'un fleuron précieux ; mais
il nous a paru que l'œuvre empruntait quelque intérêt
aux circonstances assez singulières qui en accompagnèrent
la publication, aux persécutions injustes qui ont poursuivi
la mémoire de son auteur. Mlle Cosnard n'avait pas prévu
qu'elle partagerait le sort de ses personnages ; elle aussi
fut une *Chaste Martyre.*

(1) Mlle de Gournay.
(2) La V^{tesse} d'Auschy.
(3) Salmasie ou la V^{tesse} de Sablé.
(4) P. 10, — *Note :* « C'est Mademoiselle Cosnard qui a fait la tragédie des *Chastes Martyrs.* »

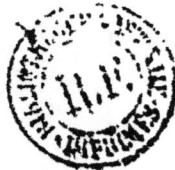

LES CHASTES

MARTIRS,

TRAGEDIE

CHRESTIENNE.

Par MADEMOISELLE COSNARD.

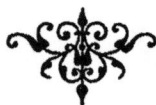

A PARIS,

Chez Avgvstin Covrbe', dans la petite Salle
du Palais, à la Palme.

———————

M. DC. L.

AVEC PRIVILEGE DV ROY.

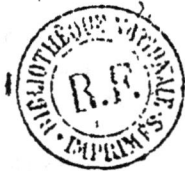

A
LA REINE
REGENTE.

Madame,

Nous ne deuons iamais approcher les chofes prophanes de celles qui nous font facrées ; auffi n'ay-ie pas eu la penfée de dedier à la plus Grande & à la plus Pieufe Reine de l'Vniuers, vn Ouurage d'autre nature que celuy que ie luy prefente : Quand ie pris refolution de donner vne feconde vie à ces Martirs, i'ay au mefme temps premedité de les garantir d'vne feconde mort. Ie prens donc la hardieffe, MADAME, de les prefenter à Voftre Maiefté, fçachant bien qu'eftant fous fa protection, ils ne craindront plus la perfecution des nouueaux Pompones. Si voftre Maiefté daigne les introduire en fa Cour ils feront dans leur element, puis qu'elle y regne auec toutes les Vertus ;

C'eſt là que ceux qui n'idolatrent que leurs Ouurages auront le reſpect de ſe taire ; ou s'ils ont aſſez de temerité,
& d'inſolence, pour parler, au moins ils les attaqueront dans
leur-fort. I'eſpere, MADAME, qu'auſſi toſt que Voſtre
Maieſté aura connu ces Romains, elle les verra de bon œil ;
& ce ſeroit offencer ſa pieté & ſon zele de n'en attendre
pas pour eux vn accueil fauorable ; ils ſont Chaſtes ; ils
ſont noblement Genereux ; & pour tout dire ſont de grands
Saints. Mais moy qui ne deurois mediter autre penſée que
celle de ma baſſeſſe, i'oſe dedier mon Ouurage à voſtre
Maieſté, ie confeſſe ma plume trop hardie : & la croyance
que i'ay qu'on y peut remarquer de grands defauts auroit
empeſché ſon vol, ſi ie ne m'eſtois promis que voſtre in-
comparable-bonté excuſera la foibleſſe d'vne Fille qui eſt,

MADAME,

De Voſtre Maieſté,

La tres-humble obeïſſante
ſeruante & ſuiette,
MARTHE COSNARD
DESES.

A . MADEMOISELLE
DE COSNARD DESES. ·

Que tes Chastes Martirs te vont faire d'Amans,
Que parmy leurs trauaux tu semes d'ornemens,
Et que ton coup d'essay si digne de memoire,
Doit enhardir ta plume à redoubler ta gloire ?
Poursuy, diuin Esprit, continuë à charmer,
Entretiens ce beau feu que tu viens d'allumer ;
Bientost à cet effort fait succeder vn autre
Qui couronne ton Sexe, & fasse honte au nostre ;
Des Muses nous prenons le Genie & la Loy,
Qui ne sont apres tout que Filles comme toy.
Ie te dis de leur part que dessus le Parnasse,
Au milieu de leur chœur elles te gardent place,
Et que tes premiers Vers ont assez de douceurs,
Pour faire la dixiesme entre ces doctes Sœurs.
Moy mesme pour me faire admirer sur la Scene,
Ie te voudray pour guide au lieu de Melpomene ;
Et chacun apres moy pour boire en leur vallon
Preferera ton aide au secours d'Apollon.
Ne te lasse donc point d'enfanter des merueilles,
De prester ton exemple à conduire nos veilles,
Et d'applanir à ceux qui l'auront imité,
Les illustres chemins à l'immortalité.

Par Monsieur de CORNEILLE.

A ELLE-MESME.

Quelqu'vn dans le fiecle où nous fommes
Pourra blafmer voftre action,
Comme eftant fur le droit des hommes
Vne ouuerte vfurpation.
Mais fi la France eft bien contente
A prendre Loy d'vne Regente
Pour la donner à l'Vniuers,
Sera-ce vne tache qui foüille
La Gloire des faifeurs de Vers,
Si Parnaffe tombe en quenoüille.

La valeur fous l'habit de Fille
Autrefois en France parut
En la deffence d'vne Ville
D'où dépendoit noftre falut ;
Mais s'il n'eft moins hors l'ordinaire
D'eftre fçauante que guerrière,
Voftre Art qui va iufqu'à l'excés
Merite bien qu'on vous appelle
Quelque iour la Vierge de Sais,
Puis qu'Orléans a fa Pucelle.

Par Monfieur de S. NICOLAS,
Maiftre aux Eaux & Forefts à Vire.

AV LECTEVR.

I'ay eu beaucoup de peine à me refoudre de donner
cette Piece au Public, fçachant bien qu'elle eft de deux
fortes d'Efprits, dont les vns font fi indulgens & fi com-
plaifans, qu'ils loüent bien fouuent le Vice; & les autres
font fi feueres, qu'ils ne pardonnent pas mefme à la Vertu.
Ce n'eft donc pas de ces deux différentes fortes de perfonnes que i'attens vn iugement fincere. Vous voyez bien,
mon Lecteur, que fi ie veux me garantir du blafme des vns,
ie ne fouhaitte point la loüange des autres; auffi ie ne
m'imagine pas auoir fait fi bien, que i'en doiue attendre
de perfonne : mais fans m'arrefter aux flatteurs, qui font
en quelque façon tolerables, ie feray mon poffible pour
defabufer les iniurieux. Ie dis donc qu'il a fallu par ne-
ceffité introduire en cét Ouurage des perfonnes vicieufes;
& c'eft là que ces Cenfeurs feront des iugemens à leur
mode, ce qui ne me peut choquer; m'affeurant que les
gens de bien n'en feront point à mon defauantage. Ie te
tiens de ce nombre, Lecteur, & il ne fera pas difficile de
te perfuader que ie ne me fuis arreftée que le moins que
i'ay pû dans l'entretien de ces Payens; Et s'il m'euft efté
poffible de faire des Martyrs fans des Impies, & voir

z

triompher la Chaſteté ſans faire parler des infames, Pompone ſeroit moins criminel, & ſon Eſpouſe plus retenuë : mais comme dans vn Tableau les couleurs les plus ſombres donnent vn plus grand eſclat aux viues, i'eſpère que les vices de ces Siciliens ne ſeruiront qu'à faire dauantage admirer les vertus de nos Romains : & comme nous ne deuons regarder que la fin de toutes choſes, mon Ouurage ne peut eſtre improuué, puis qu'il ne peut faire dans les cœurs que de ſaintes & genereuſes impreſſions. Mais auant que de finir, tu ſeras peut-eſtre bien aiſe de ſçauoir où i'ay pris le ſuiet de cette Tragedie; c'eſt dans ce beau Liure intitulé Agatonphile. L'on reconnoiſt aſſez l'excellence de ſon Autheur; & ce ne m'eſt pas peu de gloire d'auoir en quelque façon ſuiuy les traces d'vn homme dont les Oeuures & les Ouurages ſont irreprehenſibles.

)

LES ACTEVRS.

PHILARGIRIPPE, Preftre.
AGATHON, Amant de Tryphine.
TRYPHINE.
POMPONE, Prefect de Siracufe.
ELIZE, Femme de Pompone.
PORPHIRE, Prefect de la Mer.
ACANTE, Confident de Pompone.
PLACINDE, Suiuante d'Elize.
PAMPHILIE, Mere de Tryphine.
EVPLE, Frere de Tryphine.
CARISTÉE, Suiuante de Pamphilie.
ORMIN, Amy de Porphire.
Troupe de Siciliens.

La Scene eft en Siracufe, Ville capitale
de Sicile.

LES CHASTES
MARTIRS.
TRAGEDIE.

ACTE PREMIER.

SCENE PREMIERE.

PHILARGIRIPPE, AGATHON,
TRYPHINE.

PHILARGIRIPPE.

Si ie ne connoiſſois vos genereux courages,
I'aurois ſujet de craindre en voyant tant d'orages ;
Nous ſommes arriuez dans vn funeſte lieu,
Où le Peuple prophane eſt ennemy de Dieu.
Mais nous auons la Foy , cette Vertu ſi rare,
Qui nous rend aſſeurez en ce Climat barbare;
La Foy, ce clair flambeau, ce don ſi precieux,
Qui peut comme vn S. Paul nous rauir dans les Cieux ;

A

La foy, de nos defirs l'infaillible Bouffole,
Qui dans l'égarement leur enseigne le Pole,
Et qui dans le plus fort des perfecutions,
Fait treuuer aux Chrefliens des confolations.
Que ne deuons nous point à ce Sauueur aimable?
S'il eft iufte & puiffant, il eft doux & traitable.
Tryphine, il obeït à la voix des Mortels,
Il defcend tous les iours fur nos facrez Autels;
Tu l'as veû dans mes mains, le Chreftien l'y reuere,
Indigne que ie fuis d'vn fi faint Miniftere.

TRYPHINE.

Sage Philargirippe , admirable Vainqueur,
En vous preftant l'oreille , on vous donne le cœur.

AGATHON.

Mon efprit eft rauy d'entendre ces merueilles.

PHILARGIRIPPE.

En vous ie voy le fruit de mes plus faintes veilles :
Ie rends graces au Ciel de toutes fes faueurs.

AGATHON.

L'ardeur de voftre zele augmente nos ferueurs;
Ce Torrent tout diuin qui fort de voftre bouche,
Pourroit bien adoucir l'ame la plus farouche;
Et ie ne doute point, que les Siciliens
En oyant vos difcours ne deuiennent Chrefliens.

PHILARGIRIPPE.

Vertueux Agathon, tou esprit sy facile,
Forme ces sentimens pour ceux de la Sicile.

AGATHON.

S'ils estoient esclairez par le Dieu de clarté.

PHILARGIRIPPE.

Ils craindroient de Cesar l'iniuste cruauté :
Qu'il faut estre parfait pour souffrir le martire :
Helas i'ay de l'horreur de ce que ie vais dire!
Il s'en est rencontré qui parmy les tourmens,
Ont renoncé la Foy.

AGATHON.

       Malheureux changemens ?
Veritables tesmoins de la foiblesse humaine.

TRYPHINE.

C'est preferer au Ciel une eternelle peine.

AGATHON.

Mais helas? apres tout, resterons nous icy?

PHILARGIRIPPE.

C'est ce qui ne doit pas vous donner du soucy ;
Benissez le Seigneur par vostre patience.

AGATHON.

Ie benis les refforts de sa Toute-puiffance ;
Ie m'y laiffe conduire & ne murmure pas.

PHILARGIRIPPE.

Voicy le Gouuerneur qui s'auance à grands pas.

SCENE DEVXIESME.

POMPONE, PHILARGIRIPPE,
AGATHON, TRIPHINE, ACANTE.

POMPONE.

Ie ne fçaurois encor vous remettre en franchife,
Cèt aimable fejour vaut bien celuy de Pife :
Mais cette belle fille eftoit-elle auec vous ?

PHILARGIRIPPE.

C'eft ma Niepce & fa Sœur.

ACANTE.

Que fon vifage eft doux.

POMPONE.

Ie ne croiyois pas voir cette rare merueille.

TRYPHINE.

Dieu, que ce compliment eſt rude à mon oreille!

POMPONE.

Demeurez auec nous, ſuiuez mon ſentiment,
Vous ne manquerez point de diuertiſſement ;
Nous voulez vous priuer d'vne beauté diuine ?

PHILARGIRIPPE.

Cette offre, à mon auis, ne plaiſt pas à Tryphine.

POMPONE.

Comment l'appellez-vous ?

PHILARGIRIPPE.

Tryphine,

POMPONE.

                   Ce beau Nom
Me fait reſſouuenir de ce braue Triphon,
A qui le grand Ceſar, daigne choiſir vn gendre.

TRYPHINE.

Ne luy repartons point, de peur de nous ſurprendre.

POMPONE.

Que vous dit voſtre Sœur ?

AGATHON.

Son eſprit curieux
Me demandoit à voir les beautez de ces lieux.

POMPONE.

Allez dans mes Iardins ; le leuer de l'Aurore
Vous fera bien toſt voir les richeſſes de Flore ;
Vous y remarquerez ſes plus cheres faueurs,
Dans le ſoin qu'elle prend à colorer les fleurs ;
La Paſtille & le Muſc, la ſenteur de l'eau d'Ange,
Ne ſçauroient égaler ſa douce fleur d'Orange.
Qu'on ne me vante point les Pauillons dorez,
Les Cieux auecque l'Or ſont encor azurez ;
Et ſi nos Cabinets ſont ornez de peinture,
Ce beau lieu tapiſſé des mains de la Nature,
Me ſemble par raiſon leur diſputer le prix,
Et dire, ma verdeur vaut mieux que vos Lambris.
Allez donc, Eſtrangers, voyez belle Captiue,
Ces lieux ſont au deſſus de l'imaginatiue.

PHILARGIRIPPE.

S'il auoit ſçeu benir l'Autheur qui les a faits,
Vrayment de ce diſcours nous ferions ſatisfaits.

SCENE TROISIESME.

POMPONE, ACANTE.

POMPONE.

Acante, qu'en dis-tu ? l'agreable visage.

ACANTE.

Que ne diray-ie point, d'vn si parfait Ouvrage ?

POMPONE.

Ie ne sçay si ie dois nommer ce iour heureux,
Puis qu'en ce mesme iour ie deviens amoureux.
Bons Dieux que cette Belle a de rauissans charmes,
En vain ma resistance opposeroit ses armes ;
Ce Dieu Maistre des Dieux, cét aimable Vainqueur,
Par ses diuins attraits a dérobé mon cœur.
Quel fruit puis-ie esperer de ma peine amoureuse ?
Tryphine a des beautez, mais elle est vertueuse :
Ie poursuis vn Ardant qui me mene au cercueil.
Mais quoy si ie peris, c'est contre vn bel Escueil ;
Aux Amans affligez la mort est le remede,
Elle pourra guerir le mal qui me possede.
Mais ne nous rendons pas à ce premier effort,
Voyons si l'Estranger adoucira mon sort.

ACANTE.

Pourquoy vous plaignez vous, ſi par voſtre puiſſance,
Vous la pouuez ranger ſous voſtre obeiſſance.

POMPONE.

Acante confident de mon affeƐtion,
I'en remets la conduitte à ta diſcretion ;
Prodigue mes threſors, gagne l'Oncle & le Frere,
Ces deux Forts abbattus, qui peut m'eſtre contraire?
Quand elle auroit le cœur auſſi dur qu'vn rocher,
A force de bien-faits nous la pourrons toucher.
Va la voir de ma part, offre luy ſa franchiſe :
Mais ſur tout, ſois adroiƚ, trompe les yeux d'Elize,
Cette femme ialouſe. Acante la voicy,
Tu dois prendre le temps que nous ſommes icy.

SCENE QVATRIESME.

ELIZE, POMPONE, PLACINDE.

ELIZE.

Le PrefeƐ de la Mer aborde à Siracuſe,
Il tempeſte, il enrage, & c'eſt vous qu'il accuſe,
D'auoir trop entrepris ſur ſon authorité.

POMPONE.

Ie ne m'eſtonne pas de le voir irrité,
Que pretend t'il par là ?

ELIZE.

                    Le débris du naufrage,
Qui s'eſt fait depuis peu deſſus noſtre riuage.
Il dit qu'vn mois entier il a vogué ſur l'eau,
Dans l'eſpoir qu'il auoit de gagner ce Vaiſſeau :
Mais il perdit ſes ſoins; vne bize impreueuë
L'oſte à ſon eſperance auſſi bien qu'à ſa veuë;
Dans Scille ou dans Caribde il le creût ſubmergé,
Que l'vn ou l'autre gouffre enfin l'auoit vangé;
Il n'en ſut pas ainſi, le puiſſant Dieu Neptune
Arracha ce Vaiſſeau des mains de la Fortune.

POMPONE.

Quel miracle?

ELIZE.

                    Eſcoutez, & donnez des ſanglots,
Il ſe briſe, & beaucoup perirent dans les ſlots.
Mais ſans exagerer vn diſcours ſi funeſte,
Vous auez du naufrage vn aſſez digne reſte;
Porphire qui le ſçait vous le vient demander,
Il dit qu'auec raiſon vous le deuez ceder,
Qu'eſtant Prefeɛt de Mer il faut qu'il en ſoit Maiſtre.

B

POMPONE.

Ie commande en ces lieux, ainſi ie pretens l'eſtre,
Et quoy qu'il en ordonne.

ELIZE.

                      Eſt-ce à vous d'en iuger ?
Conſultez ce débris, ſe peut-il partager ?

POMPONE.

Partager, & comment ? i'aurois peu de courage.

ELIZE.

Monſieur , il eſt chez vous & c'eſt vn auantage.

POMPONE.

Quand il n'y ſeroit pas i'aurois tout le butin,
Et s'il ne l'a pas eu, qu'il s'en prenne au Deſtin.

ELIZE.

Vous eſtes raiſonnable , & vous luy pouuez dire.

POMPONE.

Qu'il aille ſur les eaux exercer ſon Empire,
Ie ne ſuis pas d'auis qu'on le reçoiue icy ;
Il ſeroit trop content s'il s'eſtoit éclaircy :
Ie veux ſans luy parler.

ELIZE.

Dieux, que voulez vous faire !

POMPONE.

Ce que pour mon honneur ie iuge neceſſaire.

ELIZE.

Il vous faudroit pluſtoſt, & c'eſt mon ſentiment,
L'entendre & le traiter vn peu plus doucement.

POMPONE.

Ie ne l'entens que trop, ſans doute il s'imagine,
Qu'aſſez facilement il obtiendra Tryphine;
Il a ſçeu qu'elle eſt belle, & c'eſt le ſeul ſujet
Qui forme & qui deſtruit ſon inſolent projet.

ELIZE.

Ie ne veux pas, Monſieur, blaſmer voſtre conduitte,
Mais de ce different i'apprehende la ſuitte.

POMPONE.

Eſprit laſche & qui ſçait plus craindre qu'eſperer ,
Ce n'eſt pas avec toy qu'il faut deliberer.

SCENE CINQVIESME.

PLACINDE, ELIZE.

PLACINDE.

Madame il eſt faſché.

ELIZE.

Ne t'en mets pas en peine,
Ce n'eſt pas d'auiourd'huy que ie connois ſa haine :
Mais ſans examiner s'il doit eſtre offencé,
Ie pourſuy le diſcours que ie t'ay commencé.
Sçache donc qu'Agathon eſt l'obiet qui m'enflame,
Iamais un feu plus beau n'eſclaira dans vne Ame,
Et ie me tiens heureuſe en ma captiuité,
Si tu me veux ſeruir auec fidelité ;
Ne conteſte donc plus, dis luy que ie l'adore.

PLACINDE.

Helas pour voſtre bien permettez qu'il l'ignore ;
Ne donnez point d'entrée à ce mortel poiſon,
À la force d'amour oppoſez la raiſon,
Fidelle à voſtre Eſpoux auſſi bien qu'à vous meſme :
Hé! ne vous perdez pas.

ELIZE.

Ie gagne trop s'il m'aime.

PLACINDE.

Craignez, helas, craignez les iuſtes chaſtimens
Que le Senat impoſe à ces déreglemens ;
Apprehendez encor vn Mary, mais ſeuere.

ELIZE.

Vous meſme apprehendez ma haine & ma colere,
Ie vous aime, il eſt vray, mais ie vous puis haïr,
Ingrate, il faut enfin vous taire & m'obeïr.

PLACINDE.

Madame ie le veux, ma main vous eſt offerte,
Ie ne contredis plus, courez à voſtre perte ;
Commandez, i'obeïs ; & deuſſay-ie perir
Ie ſeray mon poſſible afin de vous guerir ;
Ayez donc patience.

ELIZE.

Ah ! tu me rends la vie
Que la ſeuerité m'auoit preſque rauie,
Ie ne puis exprimer le bien que tu me fais,
Alors qu'à mon eſprit tu redonnes la paix.

PLACINDE.

Puis-ie reuoir vn iour de calme dans voſtre Ame ?

ELIZE.

Ouy, ſi tu prens le ſoing de ménager ma flame.
Adieu, ie vais offrir vn Sacrifice aux Dieux.

SCENE SIXIESME.

PLACINDE.

Infame tu les crois, ou ſans foudre ou ſans yeux,
En deſſein de commettre vn effroyable crime ;
Oſeras-tu verſer le ſang d'une Victime.
Nos Temples ſi fameux ſeront à mépriſer,
Si d'vne main prophané on les voit arroſer.
O Ciel qu'ay-ie promis ! Ah ie ne prens pas garde,
Qu'en ce malheureux iour mon honneur ſe hazarde ;
Ie deuois abhorrer ces deteſtables feux,
Mais il t'y faut ſeruir, Elize, tu le veux,
Et crois que ie te rends vn notable ſeruice,
Quand ie t'aide à tomber dedans vn precipice.
A quoy me reſoudray-ie en ce preſſant malheur,
Elize infortunée, obiet de ma doüleur,
Modere ces ardeurs qui ne ſont que pour nuire,
Voyons encor vn coup ſi ie les puis deſtruire.

Fin du premier Acte.

ACTE II.

SCENE PREMIERE.

TRYPHINE, ACANTE.

TRYPHINE.

Voſtre Maiſtre a formé des deſſeins trop hardis.

ACANTE.

Penſez vn peu, Madame, à ce que ie vous dis,
Et ne refuſez pas de ſi grands auantages.

TRYPHINE.

Inſolent, qui me prens pour ces laſches courages,
Qui ſe voyant preſſez ſe laiſſent ſurmonter,
Mais vous verrez enfin que ie ſçay reſiſter.

ACANTE.

Combatre & triompher m'eſt une meſme choſe.

TRYPHINE.

Souuent l'on eſt deçeu de ce qu'on ſe propoſe :
Sçache que ie te mets au rang de ces eſprits
Qui forment des deſſeins dont la honte eſt le prix.

ACANTE.

Le voſtre eſprouuera ce que le mien ſçait faire :
Mais cét euenement ne vous ſçauroit deſplaire ;
Puis qu'il vous doit porter au faiſte des grandeurs,
Ne vous armez donc plus de toutes ces froideurs,
Le plus parfait bon-heur le cederoit au voſtre.
Si....

TRYPHINE.

Que ton ſentiment eſt different du noſtre ;
C'eſt ſe tromper , Acante, vn ſupreſme bon-heur
Ne ſe rencontre point ſeparé de l'honneur.
Ah ! c'eſt trop te ſouffrir , Monſtre noircy de crimes,
Ie ne ſuis pas d'humeur à ſuiure tes maximes,
Retire toy d'icy, ne m'importune plus.
Laſche ! tous ces diſcours ſont vains & ſuperflus.

ACANTE.

Vn cœur comme le mien ne ſouffre point d'offence,
Appellez ma pourſuitte vne perſeuerance ;
Dites que mon deſſein eſt noble & genereux,
S'il eſt vray qu'il ne tend qu'à faire des heureux.

TRYPHINE.

Tu m'en parles encor, il faut que ie te quitte.

ACANTE. ⋅

Demeurez.

TRYPHINE.

Laiſſe moy, ta preſence m'irrite,
Et ie crains le trépas bien moins que ton abord.

ACANTE.

Adieu, peut-eſtre vn iour nous ſerons mieux d'accord.

SCENE DEVXIESME.

TRYPHINE.

Dans le faſcheux eſtat où ie me vois reduitte,
Helas que i'ay beſoin d'vne ſage conduitte;
Aſſiſtez moy Seigneur, en ce dangereux pas,
Si vous me ſouſtenez ie ne tomberay pas;
De grace deſtruiſez les deſſeins de Pompone,
Enfin retirez moy de cette Babilone,
Où l'on voit oppreſſer les foibles Innocens.
Si c'eſt pour voſtre honneur, demeurons , i'y conſens :
Ie n'eſpere qu'en vous, vous eſtes mon Refuge,
Vous ſerez mon Sauueur auſſi bien que mon Iuge.

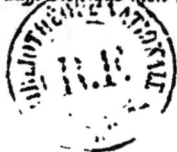

C

SCENE TROISIESME.

POMPONE, TRYPHINE.

POMPONE.

Vous trouuer icy feule, & vous abandonner,
Ie ferois vne faute.

TRYPHINE.

Ayfée à pardonner.

POMPONE.

Vous traitez de mépris celuy qui vous adore,
Et fans confidérer le feu qui me deuore,
Voftre extréme rigueur me veut faire perir.

TRYPHINE.

Ie fçay donc mieux bleffer que ie ne fçay guerir :
Connoiffez moi Pompone, & lors voftre penfée
Sans doute eftouffera cette flamme infenfée;
Ne faites plus deffein de m'en entretenir,
Dieu detefte le crime , & le fçait bien punir.

POMPONE.

L'amour ne produit point d'actions criminelles,
Les Dieux ont foupiré pour des Beautez mortelles;

Pour leur faire la Cour ils ont quitté les Cieux,
Bien qu'elles n'euſſent pas le pouuoir de vos yeux.

TRYPHINE.

Ce ſont diſcours en l'air, on ne me peut ſurprendre,
Vous ſçauez attaquer, mais ie me ſçay deffendre,
Et vous n'emporterez pour auoir combattu,
Si vous auez encore vn reſte de vertu,
Que le triſte regret d'auoir chery le vice.
Ayez plus de raiſon.

POMPONE.

     Et vous moins de caprice,
Croyez que mon amour, aydé de mon pouuoir,
Vous apprendra bien toſt que c'eſt voſtre deuoir.

TRYPHINE.

Sçachez que la Vertu iointe auec le courage,
Me ſçaura garantir d'vn inſolent outrage,
Et la terre pluſtoſt s'ouuriroit ſous vos pas.

POMPONE.

Vous chantez la victoire, & nous n'y ſommes pas.
Elle depend du Sort : adieu ce Frere arriue,
Au moins ſouuenez vous que vous eſtes Captiue.

SCENE QVATRIESME.

AGATHON, TRYPHINE.

AGATHON.

Ce Gouuerneur vous quitte auſſi toſt qu'il m'a veû,
Comme ſi i'ignorois tout ce qu'il a conçeu;
Mais il m'en a trop dit, & ſa haute inſolence
Me promet vne belle & digne recompenſe;
Si ie vous puis reſoudre à luy vouloir du bien,
Iugez ce que i'eſtois en ce bel entretien.

TRYPHINE.

Vous eſtiez Agathon, & touſiours magnanime.

AGATHON.

Non, ie ne l'eſtois plus, i'euſſe puny ſon crime,
Ce laſche par ma main auroit perdu le iour,
Et noyé dans ſon ſang cét inſolent amour.

TRYPHINE.

Vous vous fuſſiez perdu, vous m'euſſiez hazardée.

AGATHON.

Le Dieu que nous ſeruons vous euſt touſiours gardée.

TRYPHINE.

Ce mesme Dieu deffend le meurtre par sa loy.

AGATHON.

Peut-on dans ses transports estre maistre de soy?
Helas pour mon malheur le Ciel vous fit trop belle;
Pompone l'auoüera, l'atteinte en est mortelle:
Il viuroit en repos, & vous en seureté,
Moy sans aucun soucy: n'estoit vostre beauté.

TRYPHINE.

Vostre discours me flatte, & ie le desauoüe.

AGATHON.

Vous n'estes pas d'humeur à souffrir qu'on vous loüe,
Car vous en rougissez.

TRYPHINE.

     Et de plus ie pâlis.

AGATHON.

La honte peint la Rose, & la crainte le Lys;
Mais Dieu que craignez vous?

TRYPHINE.

     Qu'en l'ardeur qui l'enflame,
Ce lasche contre vous nourrisse quelque flame;

Cette Ame criminelle eſt capable de tout ;
Et rien que de mauuais vn mechant ne reſout.

AGATHON.

Nous courons, ma Tryphine, vne meſme fortune,
Pompone vous pourſuit; Elize m'importune ;
On vous promet le Port, l'on me doit conſeruer,
Tous deux on nous veut perdre en voulant nous ſauuer.

TRYPHINE.

La rencontre eſt eſtrange, autant que malheureuſe.

AGATHON.

Ie les trouue changez, leur humeur eſt faſcheuſe,
Sans doute ils ont ſoupçon que ie ſuis voſtre Amant.

TRYPHINE.

Ce que vous en penſez n'eſt pas ſans fondement ;
I'ay veu tantoſt Elize, & cette femme accorte,
Pour cacher ſon amour n'eſtoit pas aſſez forte,
Elle ne m'a donné que des regards ialoux.

AGATHON.

Si Pompone me voit, c'eſt d'vn œil de courroux.

TRYPHINE.

Ne me demandez plus d'où peut venir ma crainte,
Le ſuiet eſt trop grand pour n'en pas eſtre atteinte ;
Les traits d'œil de Pompone ont augmenté ma peur,

AGATHON.

Auecque noftre adreffe, il ne faut qu'vn peu d'heur,
Et nous deftournerons le coup qui nous menace.

TRYPHINE.

Aurions nous du bonheur parmy tant de difgrace?
Quoy que ce mal commence au point où ie le voy,
La fin en eft à craindre & pour vous & pour moy.

AGATHON.

Ayez plus d'efperance; & dans noftre mifere
Accordez feulement ce bien à ma priere;
Le Ciel, le iufte Ciel, ne peut par fes bontez
Abandonner les fiens dans ces extremitez;
N'apprehendez donc point d'euenemens eftranges,
C'eft croire les Demons plus puiffans que les Anges;
C'eft paroiftre fans cœur quand il en faut auoir:
En vn mot c'eft douter de ce diuin pouuoir.
Mais i'apperçoy.

SCENE CINQVIESME.

PHILARGIRIPPE, AGATHON,
TRYPHINE.

PHILARGIRIPPE.

I'ay veû, deux perfonnes infames,
Qui fans aucun refpeſt m'ont defcouvert leurs flames;
Ie ne rediray point leurs infolens difcours,
Ie rougis quand ie penfe à ces folles Amours.

AGATHON.

Vous nous faites plaifir en taifant vne Hiſtoire,
Qui merite l'oubly pluſtoſt que la memoire.

PHILARGIRIPPE.

Auſſi ne viens-ie pas pour vous la reciter,
Et ie ne m'en fouuiens que pour la deteſter;
La prudence nous dit qu'il faut taire le crime,
Qui donne de l'horreur à celuy qui l'exprime;
I'ay preueû fes effets, & ie ne veux parler,
Sinon que pour vous plaindre & pour vous confoler :
Vous en auez befoin, ces lafches procedures
Font à vos chaſtes cœurs de fenſibles iniures;

Dieu vous veut eſprouuer , ſoyez donc courageux ,
Si le combat eſt rude , il eſt auantageux ;
La gloire ne s'acquiert que parmy les obſtacles ,
Le Dieu que vous ſeruez eſt le Dieu des miracles ;
Vous eſtes ſes enfants , il vous veut proteger ,
Et quand il ſera temps il vous ſçaura vanger ;
Il voit du haut des Cieux les actions des hommes ;
Il eſt dedans nos cœurs , il ſçait ce que nous ſommes :
C'eſt dans l'affliction qu'il reconnoiſt les ſiens ,
Il en charge de maux pour les combler de biens ;
Prenez tout de ſa main , armez vous de conſtance ,
Et vous ne craindrez point la rage & l'inſolence.

AGATHON.

Ie ſerois inſenſible aux traits de la douleur ,
Si ie voyois Tryphine exempte du malheur ;
Car ſi ie ſouffre enfin , ce n'eſt qu'en ſa perſonne.

PHILARGIRIPPE.

On ne peut reuoquer ce que le Ciel ordonne ;
Puis qu'il vnit vos cœurs , la loy de l'amitié
Veut que vous partagiez les maux par la moitié :
Pleuſt à Dieu que Pompone euſt pitié de vos peines ,
Qu'il redoublaſt mes fers , & qu'il briſaſt vos chaines !
Que ie ſerois content ſi ma captiuité
Vous auoit pû remettre en pleine liberté !
Mais helas ! ce Payen a l'ame trop barbare ;
Si de l'obiet qu'on aime a peine on ſe ſepare ,

D

L'amour qu'il a conçeu me fait coniecturer,
Qu'il ne chaffera pas ce qu'il veut attirer.
Ne déguifons donc plus, & fans craindre les hommes,
Parlons ingenuëment, & difons qui nous fommes.
Il ne faut plus penfer à nos premiers deffeins,
Nos vœux pour voir la Gaule, enfin demeurent vains ;
Ie voy bien que le Ciel autrement en difpofe,
Mourons s'il faut mourir pour fouftenir fa caufe ;
C'eft vne lafcheté dedans nos entretiens,
De craindre de nous dire, & Romains & Chreftiens.

AGATHON.

Vous nous auez liez d'vne chaine fi forte,
Que mefme dans les feux nous vous ferons efcorte.

TRYPHINE.

S'il ne faut que du fang n'efpargnez pas le mien.

PHILARGIRIPPE.

Allons, c'eft affez dit, ie ne craindray plus rien.

Fin du fecond Acte.

ACTE III.

SCENE PREMIERE.

POMPONE, AÇANTE.

POMPONE.

Tu voy mes desplaisirs, & douter si ie l'ayme !

ACANTE.

La prison est l'effet d'vne rigueur extrême.
Seigneur, ce procédé ne peut estre charmant,
Vous deuenez Bourreau pour estre son Amant ;
Iamais la volonté ne peut estre forcée,
Tousiours la liberté regne dans la pensée ;
Et ie dis que l'Amour est vn cruel vainqueur,
S'il enchaine le corps pour captiuer le cœur.

POMPONE.

I'ay creû par ce moyen la rendre plus traitable.

ACANTE.

Que vous estes deçeu !

POMPONE.

Que ie suis miserable!
Et que i'esprouue bien qu'vn esprit genereux
Ne peut estre vaincu pour estre malheureux!
Le pitoyable estat où i'ay reduit Tryphine,
Au lieu de l'adoucir dauantage, l'obstine.

ACANTE.

Laissez faire le Temps, il vous pourra guerir.

POMPONE.

Laisse faire le Temps, il me fera mourir,
Malgré tous mes ennuis ce doux espoir me reste.

ACANTE.

Vous parlez d'vn moment & fascheux & funeste.

POMPONE.

Iuge si ce moment plaist à mon souuenir,
Qui ne fait point ma peine, & qui la doit finir.

ACANTE.

Comme si vostre mal n'auoit que ce remede.

POMPONE.

C'est la plus infaillible.

ACANTE.

Et ſi Tryphine cede.

POMPONE.

Ce bien m'eſt interdit.

ACANTE.

Faites vn peu d'effort,
Banniſſez ces diſcours de triſteſſe & de mort;
Ie m'en vay la trouuer & luy faire vne plainte,
Dont ie ſuis aſſeuré de voir ſon ame atteinte.

SCENE DEVXIESME.

POMPONE.

STANCES.

Captif d'vne Beauté que ie tiens en priſon,
Luy pourray-ie adreſſer vne plainte amoureuſe?
Si ie l'appelle rigoureuſe,
Elle peut dire auec raiſon,
Que Pompone eſt l'autheur de ſes cruelles peines,
Et que s'il a des fers elle porte des chaines.

Impitoyable Amour, deuois tu confentir,
A ce lafche proiet , à cette tyrannie ?
  I'appelle ma peine infinie :
  Mais elle me peut repartir,
Que ma feuerité rend la fienne de mefme,
Et qu'elle eft malheureufe à caufe que ie l'aime.

Pouuois-ie emprifonner tant de charmans appas ?
Sans monftrer que mon cœur eft plus dur qu'vne roche :
  Euitons vn iufte reproche,
  Soulageons qui veut mon trêpas.
Mais helas ! ce proiet me paroift impoffible,
Ie feray fans pitié puis qu'elle eft infenfible.

Amour, cruel Amour, ne viens plus retracer,
Les charmantes Beautez dont le Ciel l'a pourueüe ;
  Comme toy ie feray fans veüe,
  Ie ne veux plus mefme y penfer :
L'ingratte à mon amour a fait vn tel outrage,
Que ie n'efcoute plus que la haine et la rage.

Mais il faut mieux agir en cette occasion,
Fuyons également, & l'amour et la haine,
   Puisque l'vn & l'autre est ma peine,
   Ma honte & ma confusion,
Traittons , traittons Tryphine auec indifference,
Et craignons d'irriter Elize que i'offence.

I'escoute la raison, mais ie ne la suy pas,
Elle est dans ce combat sans attraits & sans force,
   Amour a beaucoup plus d'amorce,
   Il fait mettre les armes bas :
Sçache donc, ô Raison, que ie te suis rebelle,
Si tu blasmes l'effet d'une cause si belle.

A la fin ie me rends à ce dernier effort,
Il est iuste d'aymer ce qui nous plaist si fort :
Ie veux, ie veux cherir cét Obiet adorable :
Mais voicy ce Porphire, homme desraisonnable,
Qui ne prend aucun soin que de m'inportuner :
Dieux quel contentement luy pourray-ie donner?

Il demande Tryphine; Ah ! qu'il prenne ma vie :
Ouy , i'ayme beaucoup mieux qu'elle me foit rauie,
Que de rendre

SCENE TROISIESME.

PORPHIRE, POMPONE.

PORPHIRE.

Pompone, accordez moy le bien
De m'entendre vn moment.

POMPONE.

Non, ie n'accorde rien,
Ie vous l'ay defia dit, vous perdez voftre peine.

PORPHIRE.

Ne fçauez vous pas bien que Tryphine eft Romaine,
Et qu'en la maltraitant vous choquez l'Empereur.

POMPONE.

Auant la fin du iour.

PORPHIRE.

Vous fortirez d'erreur.

POMPONE.

Que vous estes sçauant ?

PORPHIRE.

Vous faites l'habile homme.

POMPONE.

J'ay bien autant que vous d'intelligence à Rome.

PORPHIRE.

Hé bien, nous le verrons, & plustost que demain.

POMPONE.

Parlez plus clairement, quel est vostre dessein ?

PORPHIRE.

D'arracher de vos mains Agathon & Tryphine.

POMPONE.

Est-ce là le dessein que Porphire imagine ?

PORPHIRE.

J'en sçay bien les moyens.

POMPONE.

Si vous le presumez.

E

PORPHIRE.

C'eſt auecque raiſon.

POMPONE.

Sans doute vous aymez.

PORPHIRE.

Oui, i'ayme la Vertu, i'en ay fait ma Deeſſe,
Et i'ay de la pitié de ſçauoir qu'on l'oppreſſe ;
Vous pourrez eſprouuer peut-eſtre à voſtre tour.

POMPONE.

L'on reconnoiſt aſſez la force de l'amour,
De cette paſſion voſtre ame eſt poſſedée.
Ouy, vous aimez Tryphine, emportez ſon Idée,
C'eſt ce que ie permets, c'eſt pour vous ſoulager

PORPHIRE.

Vrayment vous ſçauez bien comme il faut obliger ;
Enfin vous me traittez auecque raillerie,
Mais l'on verra finir voſtre galanterie ;
Et vous eſprouuerez dans vne autre ſaiſon,
Sans la force d'amour celle de la raiſon.

SCENE QVATRIESME.

POMPONE.

Il s'en va furieux, & peut-eſtre ſe plaindre,
Mais c'eſt vn Ennemy que ie ne dois pas craindre;
S'il s'en plaint à Ceſar, il a de l'equité,
Il verra que le droit n'eſt pas de ſon coſté;
Il verra que Porphire agit par violence:
Il verra la raiſon s'armer pour ma deffence;
Que ie conſerue vn bien que ie n'ay point rauy,
Et qu'il veut ſeulement pour l'auoir pourſuiuy :
C'eſt tout ce qu'il allegue , & cette humeur hautaine,
Par ce mauuais prétexte a declaré ſa haine :
Mais ie tiens les Çaptifs , ie puis regler leur ſort,
Ie puis leur ordonner ou la vie ou la mort;
Ie puis les deſtiner à viure dans les chaines,
Ie puis les condamner à mourir dans les geſnes;
Ie puis bien tout cela : mais helas ie ne puis
Fléchir le bel Obiet qui cauſe mes ennuis;
Ie menace & me plains , touſiours ce cœur rebelle
Se moque des tourmens que i'endure pour elle.
Ie ne ſçay comme agir dans cette extremité,
I'ay trop peu de malice, & trop peu de bonté;
Mon ame également ſe trouue partagée,
En luy donnant la mort mon ame eſt affligée.

Auſſi d'autre coſté ce n'eſt pas m'alleger,
Si libre elle s'eſloigne, & ſans me ſoulager ;
Et pour comble de maux mon humeur inconſtante,
Qui veut & ne veut pas ſans ceſſe me tourmente.
Entre tant d'ennemis, que feray-ie, bons Dieux?
Puis-ie la perdre enfin, puis-ie en priuer mes yeux ?
Non, malgré la rigueur du Deſtin qui me braue,
A la fin ie reſous , & la fais mon Eſclaue.

SCENE CINQVIESME.

ELIZE, POMPONE.

ELIZE.

Grace à ces malheureux, tireℨ les de priſon,
Ils ſont certainement d'vne illuſtre Maiſon :
De plus, ils ſont Romains.

POMPONE.

Voyeℨ quelle ſurpriſe ?
Ils ſe diſent Romains, hier ils eſtoient de Piſe.

ELIZE.

Par ce dèguiſement ils auoient eſperè
Trouuer dans Siracuſe vn lieu plus aſſeuré,

Et qu'on les traitteroit auec indifference,
Ignorant leur païs, & leur noble Naiſſance.

POMPONE.

Credule, tu verras qu'ils ne ſont point Romains,
Que ce n'eſt qu'à deſſein de ſortir de nos mains :
Mais malgré ton deſir qui marque ta foibleſſe,
Ils n'en ſortiront point que ie ne les connoiſſe ;
En vain tu viens icy pour me perſuader,
Ce n'eſt pas vne choſe aiſte à décider ;
Ie ſçay bien qu'auiourd'huy l'Empire a des maximes,
Où les moindres erreurs tiennent lieu de grands crimes :
Et qui diroit que Rome, à qui ie ſuis ſoubmis,
Parmy ces Inconnus n'auroit point d'ennemis ?
Ne precipitons rien, laiſſons meurir les choſes,
Puiſque par les effets l'on reconnoiſt les cauſes ;
Nous apprendrons bien toſt quel eſtoit leur deſſein.

ELIZE.

Acante vient, qui ſçait ce qu'ils ont dans le ſein.

SCENE SIXIESME.

ACANTE, ELIZE,
POMPONE.

ACANTE.

Seigneur, ces Eſtrangers, orgueilleux & ſuperbes,
Du ſang de la Bachante ont fait rougir les herbes ;

Nos Sacrificateurs ont esté mal traitez,
Vous les deuez vanger de ces indignitez;
Ils sont dans le Palais , ils attendent iustice,
Puniffez donc l'autheur.

ELIZE.

Mais encor sa Complice.

ACANTE.

Il est à vos desirs vn obstacle puissant.

ELIZE d'vne voix baffe.

Ha ! c'est fait d'Agathon.

POMPONE.

Que ce mal est preffant!

ELIZE d'vne voix baffe.

Perdons nostre Riualle.

POMPONE.

O nouuelle affligeante!

ACANTE.

Agathon, d'vne Sœur, vient de faire vne Amante.

POMPONE.

Quoy ce n'eſt pas ſa Sœur !

ELIZE.

En doutez vous encor ?

POMPONE.

Donc pour vn Ennemy ie conſerue vn threſor ?
Faites les moy venir que ie les examine :
Pourray-ie conſentir la perte de Tryphine ?
A quoy cruel Deſtin me veux tu reſeruer ?

Acante
rentre.

ELIZE.

Ie croy que l'Empereur ne les pourroit ſauuer,
Le crime qu'ils ont fait eſt de telle importance,
Que leur ſang eſt trop peu pour en lauer l'offence ;
Trop indignes de voir la lumiere des Cieux,
Puis qu'auec les Mortels ils ont choqué les Dieux.
Deffaites nous, Monſieur, de ces Ames perfides,
Dont les moindres pechez ſont autant d'homicides.

POMPONE.

A la fin ma raiſon l'emporte ſur tes ſens.

ELIZE.

Ie croyois proteger des Romains innocens ;

Auſſi ne veux-ie plus vous demander leur grace,
Le party le plus iuſte eſt celuy que i'embraſſe;
Ie les trouue deſia condamnez par les Loix,
Et l'on ne peut douter qu'ils ne meurent tous trois.

POMPONE.

Vous le croyez, Elize : Ah! vous eſtes trompée,
Tryphine en ce malheur n'eſt point enveloppée;
Ce naturel timide euſt-il pû conſentir.

ELIZE.

Hé bien, ne faites rien pour vous en repentir,
Examinez bien tout : ſi Tryphine eſt coupable,
Et que vous la ſauuiez, vous eſtes condamnable.

POMPONE.

Plaidez pour votre Sexe, & ne le chargez pas.

ELIZE.

Ie voy bien qu'Agathon ira ſeul au trepas.

POMPONE.

Peut-eſtre qu'auec luy l'on te verra punie,
Il faut que ton trépas ait de l'ignominie :
C'eſt aſſez dit, Elize, & tu reconnois bien,
Qu'en mon aueuglement i'ay deſcouuert le tien.

ELIZE.

De grace, permettez que ie vous esclaircisse.

POMPONE.

Va, ta mauuaise foy n'exige qu'vn suplice.

ELIZE.

Ie ne suis point coupable.

POMPONE.

      Ah lasche! que dis-tu?

ELIZE.

Que ie ne veux aimer que la seule Vertu.

POMPONE.

Tu sçais dissimuler, & c'est ce qui m'irrite.

ELIZE.

Vous sçaurez le dessein que mon esprit medite;
C'est luy qui doit calmer ces transports furieux,
Et peut-estre tirer des larmes de vos yeux.

POMPONE.

Ie n'en versay iamais pour vne criminelle.

ELIZE.

Elize
rentre.

Ie le fuis, il eft vray, mais non pas infidelle.

SCENE SEPTIESME.

POMPONE, PHILARGIRIPPE,
AGATHON, TRYPHINE, ACANTE.

POMPONE.

Voicy ces Criminels, Dieux qu'ils font affurez !
A tous les accidens on les voit preparez.

PHILARGIRIPPE.

Nous tefmoignons par là le calme de nos Ames.

POMPONE.

Ie n'efpargneray point ny le fer ni les flammes,
Si vous auez commis ce qu'on m'a rapporté :
Mais dois-ie encor douter de cette vérité,
Apres l'affaffinat de l'illuftre Bachante ?
N'attendez plus icy qu'une mort violente :
Vagabonds infenfez, & qui n'auez point d'yeux,
Puifque vous mal-traitez les Miniftres des Dieux.

PHILARGIRIPPE.

C'eft vn coup de malheur pluftoft que de malice.

POMPONE.

Vous condamner à mort ç'en eſt vn de Iuſtice.

AGATHON.

Nous ſommes innocens.

POMPONE.

   Vous mourrez, inhumains.

PHILARGIRIPPE.

Qui vous donne pouuoir de iuger des Romains?

POMPONE.

Rome apres ce forfait ne vous peut reconnoiſtre.

AGATHON.

C'eſt des Patriciens que ie tire mon eſtre.

POMPONE.

Ie ne m'arreſte pas à ce que tu m'en dis :
Mais toy, Philargirippe, apprens nous ton Païs.

PHILARGIRIPPPE.

Il vous importe peu; ie ſuis né Gentilhomme,
I'ay droit de Bourgeoiſie en la ſuperbe Rome;
Tryphon & Pamphilie.

POMPONE.

Hé bien ie les connois,
Si tu leur appartiens.

PHILARGIRIPPE à Tryphine.

Responds à cette fois.

TRYPHINE.

Pompone tu sçauras que ie suis la premiere,
A qui ce couple heureux a fait voir, la lumiere.

POMPONE.

Confesse maintenant que tu n'es pas sa Sœur,
Ie connois ton frere Euple.

TRYPHINE.

Il est vray.

POMPONE.

Rauisseur.

AGATHON.

Ce nom me conuient mal.

POMPONE.

Tu mourras, il est iuste,
Et ie rendray Tryphine au Fauory d'Auguste.

TRYPHINE.

Cefar n'a pû changer mon inclination,
Ie n'ay pour le Payen que de l'auerfion.

POMPONE.

Qui t'oblige à quitter, Parens, bien & Patrie?

PHILARGIRIPPE.

Pour ne fe perdre pas dans fon idolatrie :
Tu fçauras auiourd'huy que nous fommes Chreftiens,
Que nous n'auons qu'vn Dieu qui confondra les tiens :
Mais veux-tu pas fçauoir la veritable hiftoire?
Où ta Bachante morte augmente noftre gloire
Tu verras qu'elle mefme a caufé fon trépas.

POMPONE.

C'eft peut-eftre vn recit qui ne me plaira pas :
Mais il le faut fçauoir, depefche de le faire.

PHILARGIRIPPE.

Sçache donc que la Mer nous fut toufiours contraire.

POMPONE.

Ie ne l'ignore pas; à deux doigts de la mort
Ie fçay qu'vn tourbillon vous fit furgir au Port.

PHILARGIRIPPE.

Efchappez d'vn peril qui fembloit infaillible,
Vn grand Peuple affemblé parut doux & fenfible;
Vn chacun nous careffe, & pour nous foulager;
Les Principaux d'entr'eux nous offrent à manger :
Mais l'ayant refufé, laffez de l'infortune,
Auffi toft l'on m'adore, on m'appelle Neptune;
Agathon pris pour Mars, eft traité d'Immortel,
Tryphine eft leur Deeffe, on luy parle d'Autel;
Ie reprefente alors à ces Ames vulgaires,
Que les Dieux qu'ils nommoient eftoient imaginaires;
Qu'il ne falloit aymer que celuy des Chreftiens,
Et que ce puiffant Dieu les combleroit de biens,
Vn affreux hurlement interrompt mon langage,
Leur aueugle fureur me condamne & m'outrage;
Nous paffons pour Sorciers, & pour des Impofteurs :
Enfin ils font venir leurs Sacrificateurs;
La Bachante y paroift auec la Iaueline,
Elle iure fes Dieux qu'elle tuëra Tryphine.

Il montre
Agathon.

Ce genereux Amant s'oppofe à fon effort,
Il pare feulement, & ne veut point fa mort.
Mais par vn coup du Ciel elle tombe par terre,
Et fon trépas nous caufe vne plus rude guerre;
L'on enchaine Agathon, bien qu'il fuft innocent,
On nous amene icy, mais vous eftiez abfent;
Auiourd'huy de retour leur rage continuë.

POMPONE.

Dis tu la verité.

PHILARGIRIPPE.

    La voilà toute nuë ;
Et les plus gens de bien la pourront confirmer.

POMPONE.

Ie t'abſous, Agathon , ſans rien plus informer ;
Vous reuerreȝ tous trois la magnifique Rome,
Si vous abandonneȝ, ce Dieu, pluſtoſt cĕt Homme
Que l'on vit expirer ſur vn infame bois.

PHILARGIRIPPE.

Pour l'amour qu'il te porte, il mourut ſur la Croix,
Son Sang qu'il reſpandit eſt vn Bain ſalutaire,
Le Monde fuſt pery.

POMPONE.

    Ne veux-tu pas te taire ;
Ignore tu l'Édiᶜt qu'on a fait publier,
Où le traiſtre Chreſtien eſt declaré ſorcier ;
Qu'il eſt digne de mort, apres que veux-tu dire ?

PHILARGIRIPPE.

Que me voilà tout preſt à ſouffrir le Martyre.

POMPONE.

Ramene les, Acante, il les faut efprouuer.

ACANTE.

Soyez moins obftinez afin de vous fauuer.

Fin du troifiefme Acte.

ACTE IV.

SCENE PREMIERE.

AGATHON.

Mourir, Ah ! c'eſt trop peu pour le Sauueur que i'ayme,
Ie preuoy qu'vne Fille en fera bien de meſme;
Et ce Sexe qu'on croit, & ſans force & ſans cœur,
Fait voir que ce trêpas n'a que de la douceur;
Qu'vn Dieu deſſus la Croix en oſta l'amertume.
Ouy, Tryphine ſe plaint qu'un ſeu ne la conſume;
Le Bourreau pour ſon bien eſt pareſſeux & lent,
Retarder ſon ſupplice eſt vn mal violent.

SCENE DEVXIESME.

TRYPHINE, AGATHON.

TRYPHINE.

Agathon tu dis vray, tu lis dans ma penſée,
Et ce trait tout diuin dont mon ame eſt bleſſée,
Me fait benir mes fers, & cherir mes Bourreaux :
Ie ſçay que les Mortels ne ſont que des roſeaux,

G

Que c'eſt manquer de cœur de craindre leur furie ;
C'eſt vn Dieu que ie crains non pas leur barbarie.

AGATHON.

Ton ʒele impatient augmente mon deſir,
Auancer mon trêpas, c'eſt me faire plaiſir.

SCENE TROISIESME.

PHILARGIRIPPE, POMPONE,
AGATHON.

PHILARGIRIPPE.

Ie ſouffre, mes Amis, vne ſemblable peine,
Car differer ļe mien, c'eſt me mettre à la geſne.

POMPONE.

Auez vous reſolu de vous precipiter,
Dans ce malheur que l'homme a raiſon d'euiter ?
Voſtre obſtination m'importune & me faſche.
Viuez,

PHILARGIRIPPE.

I'ay trop de cœur.

.AGATHON.

Ie ne fuis pas fi lafche.

POMPONE.

Eft-ce vne lafcheté que d'euiter la mort?

PHILARGIRIPPE.

Quoy, ferions nous naufrage eftant fi près du Port?

POMPONE.

Comment parler du Port au fort de la tourmente?
Vous mourrez.

PHILARGIRIPPE.

Satisfait.

TRYPHINE.

Ie finiray contente.

POMPONE.

Ignorez vous les maux qui vous font preparez.

PHILARGIRIPPE.

Voftre grande rigueur nous les a figurez :
Mais refolus à tous.

TRYPHINE.

Ie ne crains point les flammes.

PHILARGIRIPPE.

L'on peut tuer nos corps, mais sans blesser nos ames.

POMPONE.

Le chemin que ie tiens n'est borné que des Cieux.

PHILARGIRIPPE.

Ce seiour n'est point fait pour toy ny pour tes Dieux.

POMPONE.

Reuerez Iupiter.

PHILARGIRIPPE.

Adorez nostre Maistre,

POMPONE.

Ie ne le connois pas.

PHILARGIRIPPE.

Il vous a donné l'Estre.

POMPONE.

Ie benis la Nature.

PHILARGIRIPPE.

Admirez-en l'Autheur.

POMPONE.

Il eſt imaginaire.

PHILARGIRIPPE.

Ah! le blaſphemateur;
Faiſons voir auiourd'huy l'ardeur de noſtre zele,
Reprenant hardiment cette Ame criminelle :
Inſuportable erreur, eſtrange aueuglement,
Tu meſpriſes celuy qui fit le Firmament!
Malheureux, c'eſt celuy qui te forma de bouë,
Eſt-ce ainſi qu'on le ſert, eſt-ce ainſi qu'on le louë?
Ie ne ſçaurois ſouffrir cette execration,
Iuſte Ciel arme toy pour ſa punition :
Mais tu parois ſerain, & quoy donc la tempeſte,
Apres vn tel forſait peut eſpargner ſa teſte!
Terre qui demeurez ſi ferme ſous nos pas,
Qui ſouſtenez vn Monſtre & qui n'en tremblez pas,
Ne monſtrez à ſes yeux qu'vn aſſreux precipice,
Ou vous eſtes ingrate, ou vous eſtes complice!

ACANTE.

C'eſt trop s'émanciper.

Acante
met les
fers aux
mains de
Philar-
girippe.

POMPONE.

Charge-le de liens,
Ie veux exterminer tous ces lasches Chrestiens.

PHILARGIRIPPE.

Payen abominable.

POMPONE.

O Secte infortunée!
Te verray-ie tousiours à la perte obstinée?

PHILARGIRIPPE.

La tienne est aueuglée, & i'ay de la douleur
De te voir si constant à suiure ton malheur.

POMPONE.

Acante
les em-
mene.

Acante mene les en la prison prochaine,
Et qu'enfin par mon ordre on leur donne la gesne,
Tryphine veut perir, & toute mon amour
Ne luy peut conseruer la lumiere du iour;
Et comment la sauuer, le mescontent Porphire
Qui voit mes actions auroit ce qu'il desire?
Ce cruel Ennemy ne demande pas mieux,
Que de me voir trahir la cause de nos Dieux.
Mais n'apperçois-ie pas l'illustre Pamphilie.

SCENE QVATRIESME.

PAMPHILIE, EVPLE,
POMPONE, CARISTEE.

PAMPHILIE.

Fille que ie croyois dans l'Onde enfeuelie,
Ie te reuerray donc! & le Tibre en courroux
N'a pû priuer mes yeux de cet afpect fi doux!
Que ie fuis obligée à cette Siracufe!

EVPLE.

En voicy le Prefect.

PAMPHILIE.

                    Ma ioye eft mon excufe.
Ie ne vous voyois pas, Monfieur, pardonnez moy.

POMPONE.

Madame, à voftre rang ie fçay ce que ie doy.

PAMPHYLIE.

Vous deuez & pouuez me redonner ma Fille
Pour conferuer l'éclat d'vne illuftre Famille.

POMPONE.

Helas ! à mon regret ie n'en puis difpofer,
Son crime eft dés plus grands , on ne peut l'excufer.

PAMPHILIE.

Retenir dans vos fers vne Fille Romaine,
Iufte Ciel !

POMPONE.

La prifon fera fa moindre peine.

EVPLE.

Ma Sœur eft trop bien née, elle n'a rien commis :
I'en attefte les Dieux.

POMPONE.

Ils font fes ennemis ;
L'ingrate les mefprife.

CARISTEE.

O nouuelle funefte !

POMPONE.

Adieu, vous la verrez, & vous fçaurez le refte.

Pompo
rentre

CARISTEE.

Ma Maiſtreſſe eſt Chreſtienne, il n'en ſaut plus douter,
A ce cruel malheur ie ne puis reſiſter.
Madame.

PAMPHILIE.

Cariſtée, ah! ma fille eſt ſeduitte,
Infidelle Agathon, c'eſt toy qui l'as inſtruitte;
Cruel qui ne ſut pas content de la rauir,
A ton Dieu comme toy tu la veux aſſeruir!
Tu t'en repentiras, âme double & traiſtreſſe.

EVPLE.

Madame, moderez la douleur qui vous preſſe.

PAMPHILIE.

Fille, tiſon fatal d'vne illuſtre Maiſon,
Quand l'amour te ſurprit tu perdis la raiſon;
Tant de riches Partis te rendoient leurs hommages,
Que ton cœur obſtiné n'a traitez que d'outrages;
Seuere en ſut du nombre, & trop conſtant il dit
Qu'il aimera touſiours l'obiet qui le trahit:
Ouy bien que de l'honneur ſon ame ſoit ialouze,
Il la demande encor pour legitime Eſpouze..
De Loy comme d'Amant nous la verrons changer,
C'eſt l'effet que i'attens, & qui nous doit vanger.

H

SCENE CINQVIESME.

ACANTE, PAMPHILIE,
EVPLE, CARISTÉE,
TRYPHINE.

ACANTE.

Pour ouurir les Cachots, le Gouuerneur m'envoye.

PAMPHILIE.

Tu viens à ma douleur mefler vn peu de ioye ;
Mes yeux, preparez vous à voir ce trifte obiet,
Pleurez, pleurez encor, vous en auez fuiet.

EVPLE.

Ah ! pluftoft d'un difcours que la raifon anime,
Monftrez luy vos bontez, faites luy voir fon crime ;
Pleignez fes maux prefens, & fes honneurs paffez.

PAMPHILIE.

Laiffe faire mes yeux, ils parleront affez..

EVPLE.

Il faut à cet abord employer d'autres charmes.

PAMPHILIE.

Les paroles ont moins de force que les larmes ;
Et l'on pourra iuger par mon reſſentiment,
Que l'eſprit affligé n'agit point librement.

ACANTE.

Pour voir ces Priſonniers, vous plaiſt-il vous reſoudre.

CARISTÉE.

Après vn tel eſclair, i'apprehende le foudre.

EVPLE.

Ouure nous ces Cachots pleins d'horreur & d'effroy.

PAMPHILIE.

Bons Dieux ie n'en puis plus, Euple ſouſtenez moy.

L'on ou-
ure la
priſon.

EVPLE.

Le cœur bien genereux ſe rit de l'infortune.

PAMPHILIE.

Il ne faut pas auoir vne vertu commune,
Pour cacher les tranſports d'une tendre amitié.

TRYPHINE au milieu des fers.

Ie ne fuis point, Madame, vn obiet de pitié ;
Dans l'eflat où ie fuis ie n'ay plus rien à craindre,
C'efl pour vous que ie crains, & c'efl vous qu'on doit plaindre.

PAMPHILIE.

Ouy, c'efl moy qu'on doit plaindre, & le Sort rigoureux,
En te donnant la mort fait bien des malheureux ;
N'auras-tu point pitié des larmes de ta Mere,
Es tu donc infenfible à l'Amour de Seuere ?
Decille vn peu tes yeux, & qu'vn aueuglement
Ne t'engage au mépris d'vn fi parfait Amant ;
L'amour qu'il a pour toy ne peut eflre amortie,
De grace en fa faueur, deux mots de repartie.

TRYPHINE.

Madame, ie ne puis l'accorder à vos vœux,
Mon cœur efl engagé dans de plus dignes feux.

PAMPHILIE.

Feux de qui la clarté te conduit au fupplice ;
C'efl l'ingrat Agathon qui nous rend cét office ;
Trop legere tu crois ce lafche fuborneur,
Qui hazarde ta vie, & te priue d'honneur.

TRYPHINE.

Ie ne veux point reſpondre à ceſte médiſance,
Du Iuſte toſt ou tard l'on verra l'innocence ;
Appellez Agathon, & laſche & rauiſſeur,
Dieu ſçait, & c'eſt aſſez qu'il eſt mon deſſenſeur.
Quand i'abandonnay Rome, & ſon idolatrie,
N'en accuſez que moy, ce fut mon induſtrie ;
Il eſtoit trop timide en ce noble deſſein,
Ce ne fut qu'à regret qu'il me preſta la main :
Bien que ſa paſſion euſt droit de me pretendre,
Il voyoit ſon Riual preſt d'eſtre voſtre Gendre ;
Et ſans en murmurer, il attendoit le iour
Qu'on luy deuoit oſter le prix de ſon amour.
Ouy, ce fut le reſpect qu'il vous porte, Madame,
Qui combattant pour vous l'emporta ſur ſa flame ;
Et vous reconnoiſtrez que ie ſuis dans ce lieu,
Moins pour ſon intereſt, que pour celuy de Dieu.
Mais plaignez vous du Tybre, il fut de la partie,
Son inondation cauſa noſtre ſortie ;
Et ſes flots mutinez qui donnoient de l'eſſroy,
Chez les plus aſſeurez n'en eurent point pour moy,
Chreſtienne.

PAMPHILIE.

Ah! que dis-tu..

TRYPHINE.

> *N'en doutez plus, Madame,*
> *Ce vertueux deſſein fut touſiours dans mon âme,*
> *Vous me verrez mourir pluſtoſt que de changer.*

PAMPHILIE.

Ah! cruelle, eſt-ce ainſi que tu veux m'outrager?
Punis Grand Iupiter, tonne, lance ton foudre,
C'eſt vn cœur de rocher que tu dois mettre en poudre!
Noſtre Rome y conſent, vange nous, vange toy,
En recherchant ſa mort, ie fais ce que ie doy;
I'obeïs à Ceſar qui l'a determinée,
Sous quel Aſtre cruel, ô bons Dieux ſuis-ie née!

EVPLE.

Mais pluſtoſt, qui vous pouſſe à ces extremitez,
Vous demandez à voir ce que vous redoutez;
Les Dieux n'exaucent point de vœux illegitimes,
Il faut que nos Encens precedent nos Victimes;
Prions les de fléchir ſon courage obſtiné,
Et conſeruez vn bien que vous auez donné.
Ie parle de ſa vie.

PAMPHILIE.

> *Elle en veut à la mienne,*
> *Car puis-ie reſpirer ſi ie la voy Chreſtienne?*

Tu fçais que l'Empereur ne les fouffrira pas,
Que fon dernier Edict auance fon trêpas.

EVPLE.

Hé bien preparez vous à cette heure fatale,
Aux changemens du Sort monftrez une âme égale ;
En tout faites paroiftre vn cœur noble & Romain,
Peut-eftre que les Dieux changeront fon deffein.

TRYPHINE.

Que voftre aueuglement en ce point eft eftrange !
Ne le prefumez pas, ie perdrois trop au change.

PAMPHILIE.

Euple, ie me retire, effaye à la gagner,
Dis luy quel eft mon fang, qu'elle doit l'efpargner.

SCENE SIXIESME.

TRYPHINE, EVPLE.

TRYPHINE.

Mon cher frere, eft-ce toy, manque tu de promeffe ?
Tu pris part dans nos maux, goufte noftre allegreffe.

EVPLE.

Appelle tu des maux, quand mon cœur fatisfait
De plaifirs.

TRYPHINE.

En idée, & de maux en effet.

EVPLE.

Comment peux-tu nommer l'eſtat de ta fouffrance
Des plaifirs?

TRYPHINE.

En effet, des maux en aparence ;
Tu trembles, tu pâlis à l'aſpeɛt des tourmens,
Pour vne Eternité donne quelques momens.
Euple, te veux-tu perdre auec ces ames folles,
Adore le vray Dieu, deteſte les Idoles : ·
Tu me l'auois iuré, mais ce bon fentiment
Dans ton perfide cœur n'a duré qu'vn moment.

EVPLE.

C'eſt l'obiet de la mort qui fans fin m'eſpouuante.

TRYPHINE.

Quoy tu la crois affreufe alors qu'elle eſt charmante?
Adieu, puis que ma voix ne te peut eſmouuoir.

Elle fer-
me la
porte de
fa pri-
fon.

EVPLE.

Tu me veux donc priuer du plaisir de te voir ?
Demeure, chere Sœur , ie sens sondre ma glace,
L'erreur à la raison enfin quitte la place;
Salutaires desirs ne m'abandonnez plus,
Faites que mes discours ne soient pas superflus !
Mais pourquoy, chere Sœur, me cacher ta presence ?
Seconde mon dessein encor en sa naissance :
Tu n'as pas de raison pour t'esloigner de moy.
Ah! tu n'en as que trop de douter de ma soy;
Tu connois mon humeur, tu l'esprouuas legere,
Mais au moins souuiens toy que ie suis né ton Frere ;
Que si par le passé i'ay pû te resister,
Tu verras qu'auiourd'huy ie te veux imiter.

Fin du quatriesme Acte.

ACTE V.

SCENE PREMIERE.

PORPHIRE, POMPONE.

PORPHIRE.

Sans doute ce reuers vous fera moins eftrange,
Si vous confiderez comme le Sort fe change ;
Qu'vn moment nous efleue, & qu'vn autre moment
Abaiffe noftre orgueil, & le fait iuftement ;
Tantoft de cęs Romains vous diffofiez en Maiftre,
Maintenant ie le fuis, vous l'allez reconnoiftre.
Ouy, puis qu'ils font Chreftiens, ie dois finir leur fort,
I'ay defia prononcé le decret de leur mort.
Preparez vous, Pompone, à voir ce Sacrifice,
Le Grand Cefar le veut, il faut qu'on obeïffe ;
Et c'eft dans ce Billet où vous pourrez bien voir,
Que fon commandement m'en donne le pouuoir.
Vous donc qui me traitiez auec tant d'infolence,
Lifez ; cela n'eft pas de voftre intelligence.

POMPONE lit le Billet.

Porphire, c'eſt à toy que i'adreſſe vn Ediɛ̃,
Si tu veux conſeruer la gloire & ton credit,
Fais mourir les Chreſtiens & n'eſpargne perſonne,
Ou tu m'en reſpondras; c'eſt Ceſar qui l'ordonne.

PORPHIRE.

Conſeſſez que i'ay droit de commander ici.

POMPONE.

Si ie l'auois preueû, i'aurois mieux reüſſi.

PORPHIRE.

Vous attendiez, peut-eſtre, vne meilleure iſſuё.

POMPONE.

Ie l'auoûe en ce point, mon attente eſt deçeuё :
Mais quoy, vos intereſts ne ſont-ils pas les miens,
Suis-ie pas comme vous ennemy des Chreſtiens ?
On le ſçait, ma rigueur les eut touſiours en butte,
Et ie m'eſtime heureux quand ie les perſecute.

SCENE DEVXIESME.

ORMIN, PORPHIRE,
POMPONE.

ORMIN.

Ie n'ay pû rien gagner ſur ces cœurs obstinez,
Conſtans dans leur malheur.

PORPHIRE.

              Certes vous m'eſtonnez ;
Ils ont donc ſans ſe rendre enduré la torture.

ORMIN.

Leurs forces ne ſont pas celles de la Nature ;
Quelque choſe de plus paroiſt en ces Romains,
L'eſpreuue des tourmens les a rendus plus ſains ;
Acante les amene.

POMPONE.

             Immolons ces Victimes,
Il eſt temps d'acheuer, & de punir leurs crimes.

SCENE TROISIESME.

PHILARGIRIPPE, AGATHON, PORPHIRE,
TRYPHINE, POMPONE, ACANTE, ORMIN

PHILARGIRIPPE.

Voyez comme le Ciel paroiſt doux & ſerain,
C'eſt afin d'honorer ce triomphe Romain;
En ce dernier moment redoublez voſtre zele,
Il ne faut plus penser qu'à la vie éternelle;
Quel bonheur de mourir pour l'amour de ſon Dieu?
Allez, ie vous reioints dans le celeſte Lieu,
Allez, ie ne veux pas retarder voſtre gloire,
Ie ſuiuray de bien près voſtre illuſtre victoire.

AGATHON.

Depeſchez de nous mettre au rang des bien-heureux.

PORPHIRE.

I'ay regret de reſpandre vn ſang ſi genereux.
Mais enfin il le faut, leur offence eſt trop grande,
La Iuſtice le veut, & Ceſar le commande.

AGATHON.

Endurons le Martire, il merite les Cieux.

PORPHIRE.

Et quoy! ce Frere meſme en veut croire ſes yeux.

SCENE QVATRIESME.

POMPONE, EVPLE, PORPHIRE, PHILARGIRIPPE,
AGATHON, TRYPHINE, ORMIN, ACANTE.

POMPONE.

Evple, retirez vous.

EVPLE.

Moy, que ie me retire !
Ie viens comme Chreſtien pour ſouffrir le Martire.

PORPHIRE.

'Dans ſon reſſentiment, il ne ſçait ce qu'il dit,
Il n'eſt pas condamné.

EVPLE.

Ie le ſuis par l'Edit.
Ie veux par le Martire emporter la Couronne,
Qui ne fleſtrira point.

PORPHIRE.

Cherche qui te la donne ;
Sans doute la douleur precipite tes pas,
Hors de ce deſeſpoir tu ne le voudrois pas.

EVPLE.

Non, non, c'eſt ton erreur qui te le perſuade.

PORPHIRE.

Tu n'as pas l'eſprit ſain.

EVPLE.

                  Que le tien eſt malade !
A moins que d'vn miracle on ne le peut guerir.

PORPHIRE.

L'on permet de tout dire à ceux qui vont mourir ;
Ie craindrois pour ma teſte en eſpargnant la tienne,
Tu tiendras compagnie à la troupe Chreſtienne.

SCENE CINQVIESME.

PAMPHILIE, PORPHIRE, PHILARGIRIPPE, AGA-
THON, TRYPHINE, EVPLE, POMPONE,
ACANTE, ORMIN.

PAMPHILIE.

Meſſieurs, ie ne ſuis plus l'Eſclaue des Enfers,
Vne puiſſante main vient de rompre mes fers ;
Aux volontez du Ciel ie ne ſuis plus rebelle,
Il eſt temps de reſpondre à ſa voix qui m'appelle.

Ie fuy l'Idolatrie & la Foy des Chreſtiens
Eſt celle que ie fuy, ie reuere & ie tiens.
Ie viens chercher la mort.

PORPHIRE.

                    Craignez-en l'infamie :
Et quoy, nos Dieux en vous verront vne ennemie!
Ces Dieux abandonnez n'y peuuent conſentir.

PAMPHILIE.

Ie les abhorre aſſez pour ne plus repartir,
Toy qui de l'Vniuers ès le ſouuerain Maiſtre :
Grand Dieu qui m'as formée, & qui m'a donné l'Eſtre,
Afin de me placer dans ton Eternité ;
Que i'ay mal reconnu tes excès de bonté !
Puis qu'apres ces bien-faits, i'auois encor l'audace
De blaſphemer ton Nom, & meſpriſer ta grace.
Apres cela, Seigneur, que pourray-ie eſperer,
Ce crime par mon ſang ſe peut-il reparer ?

PHILARGIRIPPE.

Ayez vne penſée, & plus iuſte & plus ſainte
Que la bonté de Dieu diſſipe voſtre crainte ;
Il eſt Iuſte, il eſt vray : mais il eſt ſi Clement,
Qu'on le peut appaiſer d'vn ſoupir ſeulement.
Ioignez à voſtre foy cette belle eſperance,
Ne le regardez plus còmme vn Dieu de vangeance ;

Vous n'estes plus l'obiet de son auersion,
Le Ciel vous est ouuert apres cette action.

PAMPHILIE.

Que ie suis consolée! auancez mon Martyre,
Ma Fille, escoute vn peu ce que ie te vay dire;
Ta chere Cariste est morte de douleur,
Elle s'est conuertie , admire son bon-heur!
Ie dois à son exemple autant qu'à tes prieres :
Mais ie dois tout au Ciel d'où viennent ces lumieres.
Il reste encor Thryphon. .

PORPHIRE.

Cessez de discourir.
Desia on vous attend.

PHILARGIRIPPE.

Prions , il faut mourir.

AGATHON.

I'auray beaucoup plus de courage,
Que les Bourreaux n'auront de rage;
Ils ne sçauroient m'espouuanter,
Ie prens ce que le Ciel m'enuoye,
Ie sens vne secrette ioye
Que l'on ne sçauroit oster.

K

TRYPHINE.

Seigneur, acheuez cét Ouurage,
Ie ne craindray point ce passage,
Heureuſe de mourir pour vous ;
Ne permettez pas qu'on differe,
C'eſt vne faueur que i'eſpere,
Ie vous la demande à genoux.

EVPLE.

Ie voy que mon trépas approche,
Mais ie poſſede vn cœur de roche ;
Inſenſible à ces rudes coups,
Tirans , où ſont vos artifices ?
Inuentez de nouueaux ſupplices,
Le plus cruels me ſeront doux.

PAMPHILIE.

Ie n'ay plus ce deſir de viure,
Dieu dont la bonté me deliure
De l'eſclauage du Demon,
Sois moy fauorable & propice,
Fais que i'endure le ſuplice
Pour la Gloire de ton saint Nom.

PHILARGIRIPPE.

Voicy le point que iẹ deſire,
Sauueur qu'entre tes bras i'expire ;

Ie mourray d'vne douce mort,
Si la grace que ie demande
Pour vn seruiteur ; est trop grande,
Pardonne à mon diuin transport.

AGATHON.

Ie finis le premier , tenez , voila ma teste.

TRYPHINE.

Genereux Agathon , la mienne est toute preste.

AGATHON.

Vous me verrez mourir, faites ce digne effort.

TRYPHINE.

Sans estre mon Bourreau vous me donnez la mort.

AGATHON.

Serez vous insensible à ma iuste priere ?

TRYPHINE.

Helas permettez moy de mourir la premiere !

AGATHON.

Que vous estes ingratte !

TRYPHINE.

> Et vous fourd à ma voix.

AGATHON.

Cruelle, voulez vous que ie meure deux fois.

TRYPHINE.

Ne vous oppofez plus à ce que ie defire,
Et fouffrez, digne Amant.

AGATHON.

> C'eft trop me contredire.

EVPLE.

Ma tefte en ce combat pourra les accorder.

PAMPHILIE.

Vous eftes mes Enfans, ie vous puis commander.
Reftez donc apres moy; le droit de la Nature
M'appelle deuant vous dedans la fepulture;
C'eft moy qui dois mourir, ces cheueux blanchiffans
Semblent me reprocher que ie n'ay que trop d'ans.

EVPLE.

Il eft temps de mourir quand on ne peut plus viure.

PAMPHILIE.

C'eſt à vous d'obéïr , c'eſt à vous de me ſuiure.

PHILARGIRIPPE.

Ie n'ay pas plus que vous de generoſité,
Mais vous n'ignorez pas quelle eſt ma dignité ;
Ce que ie vous demande eſt iuſte & legitime,
Vn Preſtre doit s'offrir pour premiere Viĉime.

PAMPHILIE.

Nous vous déferons tout.

AGATHON à Philargirippe.

     De voſtre authorité,
Il en faut appeller à voſtre humilité.

PORPHIRE.

Ne precipitons point cette aĉion ſanglante,
Differons vn moment : que veut la Gouuernante ?

SCENE SIXIESME.

ELIZE, POMPONE, AGATHON, PHILARGIRIPPE,
TRYPHINE, EVPLE, PORPHIRE, PAMPHILIE,
ACANTE, OMIN.

ELIZE.

Romains, ie ne viens pas pour troubler vos plaifirs,
Ie ioins à vos fouhaits de plus iuftes defirs.

POMPONE.

Dérobez à vos yeux vn fpeßacle effroyable.

ELIZE.

S'il vous paroift affreux, il me femble agreable.

POMPONE.

Vous vous repaiffez donc de carnage & de fang.

ELIZE.

Non, mais en ce beau iour ie veux tenir mon rang.
O mort trop glorieufe, & que l'on croit infame !

POMPONE.

Ie ne vous entens point , expliquez vous , Madame,
D'où vient cét agrèement qui fait cette beauté ?

ELIZE.

Ie ne voy que constance, & que fidelité.

POMPONE.

Quel est son sentiment ? bons Dieux le sang me glace !

ELIZE.

C'est auec ces Martyrs que ie veux auoir place.

POMPONE.

Ils mesprisent la vie.

ELIZE.

Et moy ie veux mourir.

POMPONE.

Ah ! de grace , perdez le dessein de perir.

ELIZE.

Agathon , mon amour a changé de nature,
Le Dieu de pureté n'en reçoit plus d'iniure.

AGATHON.

Possedez vous, Madame, vn cœur bien genereux,
Et ne craignez vous point vn trépas rigoureux ?

ELIZE.

Contre cĕt accident, ton Dięu me fortifie
De toutes mes erreurs la Foy me iuſtifie ;
Et ie veux auiourd'huy confeſſer haûtement,
Que ceux qui ne l'ont pas ſont dans l'aueuglement.

PORPHIRE.

Elize en dit aſſez pour eſtre condamnèe.

POMPONE.

Donnez pour la changer ce reſte de iournèe.

PORPHIRE.

Non, non, n'eſperez pas cette grace de moy,
Vous m'auez mal-traité, ie rends ce que ie doy ;
Souuenez vous qu'icy la rigueur m'accompagne.

POMPONE.

Me voulez vous priuer d'vne chere compagne.

PORPHIRE.

Vous voyez, le malheur vous reduit à ce point,
Que vous en vouliez deux, & vous n'en aurez point :
Mais quoy, voſtre grand cœur, & voſtre humeur altiere
Daignent s'humilier iuſques à la priere.

POMPONE.

Ainſi vous me raillez ;

PORPHIRE.

   Chacun raille à son tour,
L'on reconnoiſt aſſez la force de l'amour ;
* *De cette paſſion voſtre ame eſt poſſedée,*
Ouy , vous aimez Elize , emportez ſon idée;
C'eſt ce que ie permets; c'eſt pour vous ſoulager.

POMPONE.

Vous ſçauez comme il faut

PORPHIRE.

   Punir,

POMPONE.

     Et vous vanger.

PORPHIRE.

Il eſt vray, mon humeur eſt ſenſible à l'outrage.

POMPONE.

Eh bien , contentez-vous , exercez voſtre rage.

L

AGATHON à Philargirippe.

Comme le plus conſtant, demeurez apres nous,
Eſt-il moins glorieux d'auoir les derniers coups ?

PHILARGIRIPPE.

Ie le veux, meurs content.

AGATHON.

J'attens ce coup de grace.

PORPHIRE.

Ormin, conduiſez-les, & qu'on les ſatisface.

AGATHON.

Courons, courons Tryphine à cét heureux trépas.

TRYPHINE.

Allez, cher Agathon, ie ne vous quitte pas.

EVPLE.

Voicy donc le ſentier qui conduit à la gloire.

PORPHIRE.

Il te perdra pluſtoſt, & c'eſt ce qu'on doit croire.

POMPONE.

C'eſt là mon ſentiment.

Ormin
emmene
Agathō
et Try-
phine.

Evple
les suit.

PAMPHILIE.

Ingrats injurieux,
Vous donnez à l'enfer ce qui n'est deû qu'aux Cieux.
Ayez compassion,

PORPHIRE.

De vous.

PAMPHILIE.

Non de vous mesme,
Et pensez meurement.

PORPHIRE.

Ah! l'impudence extréme.
Passez dans cette chambre, & suiuez vos enfans,
Qui sont desia peut-estré,

PAMPHILIE.

Heureux & triomphans

ELIZE à Philargirippe.

Donnez moy le Baptesme, il infuse la Grace,
Versez de l'eau.

PHILARGIRIPPE.

Du sang n'est pas moins efficace,
Vos veines fourniront de quoy vous baptiser,
Allez, Madame, allez vous immortaliser.

POMPONE.

Femme ingratte & forcière, impie & facrilege,
Meurs, & n'espere pas qu'un mary te protege.

ELIZE.

Elize
s'en va.

Ie m'en vay dans les Cieux trouuer vn digne Espoux;
Pompone ie vous laisse, adieu, penfez à vous.

PHILARGIRIPPE à Porphire.

Pleuft à Dieu que ma voix peuft toucher ton courage,
Ie ferois le dernier qui fentiroit ta rage;
Et la bouche auouëroit qu'il eft doux de fouffrir
Pour celuy qui pour nous a bien voulu mourir.
Ouy, vous efprouueriez, Payens, que les fuplices
Ne donnent aux Chreftiens que plaifirs & delices;
Et ie veux en mourant benir vos cruautez,
Puis qu'elles font goufter tant de felicitez.

ACANTE.

Ce Peuple s'atendrit aux difcours de cét homme,
Commandez, & qu'vn coup vange nos Dieux & Rome.

PHILARGIRIPPE.

Pourquoy differez vous ce bonheur que i'attens?

PORPHIRE.

Acante, c'eft tout dit, rendez fes vœux contens.
Peuple Siracufain, voila de beaux exemples,
Aimez toufiours nos Dieux, & reuerez leurs Temples;

Puiſque de ces Chreſtiens ils nous ont fait vainqueurs,
Allez leur preſenter vos Encens & vos Cœurs.

POMPONE.

I'admire les Chreſtiens, leur procédé m'eſtonne,
Elize de leur Secte auſſi toſt m'abandonne ;
Elle court au ſuplice & ce beau nom d'Eſpoux
Qui luy fut autrefois, & ſi cher & ſi doux
Ne peut plus arreſter cette femme abuſée.
Ie ne ſçay de quel feu ſon ame eſt embraſée.
Mais voyant les effets que cét amour produit,
Ie croy qu'vn Dieu puiſſant l'anime & la conduit.

PORPHIRE.

Bien que leur ennemy, i'adore leurs courages,
Ils demeurent conſtans au milieu des outrages ;
Ils marchent aſſeurez, & parmy les tourmens,
Ils n'ont que des plaiſirs & des rauiſſemens.
Seray-ie encor cruel pour contenter Auguſte ?
Certes noſtre Empereur en ce point eſt iniuſte ;
I'execute à regret ſes decrets ſouuerains.

POMPONE.

Dans le ſang des Chreſtiens ne ſoüillons plus nos mains.

PORPHIRE.

C'eſt ce que ie reſous pour cét employ finiſtre,
Ceſar peut s'aſſeurer de quelqu'autre Miniſtre.
Mais tu reuiens, Ormin, en eſt-ce deſia fait ?

SCENE SEPTIESME.

ORMIN, POMPONE, PORPHIRE.

ORMIN.

Maintenant voſtre eſprit doit eſtre ſatisfait.

POMPONE.

Qu'ont-ils fait ?

PORPHIRE.

·Qu'ont-ils dit ? ·

ORMIN.

                         Mon ame en eſt rauie,
Leur mort peut faire honte à la plus belle vie;
Leur douceur s'eſt fait voir , & leur humilité :
Ils ont beny Ceſar , & voſtre cruauté.·
Que diray-ie de plus ? leur Preſtre, ce grand Homme,
Sur le point de mourir a fait des vœux pour Rome :
En vn mot, vous ſaurez que tous les Spectateurs
Ont pouſſé des ſoupirs, & verſé tant de pleurs ;
Que ſi vous n'y venez, ma peine eſt ſans ſeconde;
Car Sicile en Martyrs ſe verra trop féconde.

PORPHIRE.

I'y vay, mais pour me ioindre à ce Peuple affligé,

ORMIN.

Bons Dieux! qu'ay-ie entendu, Porphire est-il changé?
Craint-il point l'Empereur.

Ormin
rentre.

SCENE DERNIERE.

POMPONE.

Il craint l'ire celeste.

O toy de ma douleur! object tendre & funeste;
Elize, chere Elize, és-tu pas dans les Cieux,
Pourquoy te presenter agreable à mes yeux?
Tu fais naistre vn espoir que la crainte supprime,
Viens-tu pour pardonner, ou pour vanger mon crime?
Dans la secrette horreur qui me vient de saisir,
Ie ne sçay qu'esperer, que resoudre ou choisir;
Quel remede appliquer à ma douleur profonde?
L'on contraint la Vertu d'abandonner le Monde.
Le vice en Siracuse a seul droit de regner,
C'est luy seul qn'on reuere, et qu'on veut espargner.
Ne faisons plus la guerre à la Secte innocente,
Ie voy que la Payenne en deuient insolente;
Si dans l'aueuglement i'ay suiuy ses abus,
Mes sens illuminez ne la connoissent plus.

O grand Dieu des Chreſtiens! voicy de vos Ouurages,
Il n'appartient qu'à vous de changer nos courages ;
Les Tyrans, les Bourreaux, quand vous l'auez permis,
De vos perſecuteurs deviennent vos amis ;
Ces excès de bonté me font rendre les armes,
Agréez mes ſanglots, & receuez mes larmes.
Mais c'eſt trop peu, mon cœur, d'exhaler des ſoupirs,
Allons, ſuiuons les pas de ces chaſtes Martyrs.

Fin du cinquieſme & dernier Acte.

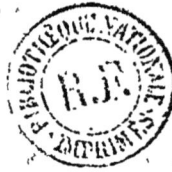

www.ingramcontent.com/pod-product-compliance
Lightning Source LLC
Chambersburg PA
CBHW072314210326
41519CB00057B/5074

* 9 7 8 2 0 1 3 0 1 4 7 7 9 *